AF314665

ANALYSE

ET

PROPRIÉTÉS MÉDICALES

DES EAUX

MINÉRALES ET THERMALES

DES HAUTES ET BASSES-PYRÉNÉES.

ANALYSE

ET

PROPRIÉTÉS MÉDICALES

DES EAUX

MINÉRALES ET THERMALES

De Barèges, Saint-Sauveur, la Raillère, Cauterès, Bagnères-de Luchon, Bagnères-Adour, Labassère et Capvern; Bonnes, Chaudes et Cambo, départemens des Hautes et Basses-Pyrénées; précédées de l'Essai minéralogique de la vallée d'Ossau;

Par POUMIER,

Docteur en médecine de la faculté de Montpellier, l'un des inspecteurs-médecins des eaux minérales de l'empire, membre et associé correspondant de plusieurs sociétés savantes.

Un pas dans les sciences est un triomphe.

A Paris, chez { CROCHARD, Libraire, rue de l'Ecole de Médecine.

MARTINET, Libraire, rue du Coq Saint-Honoré.

A Fontainebleau, chez PETIT, Libraire.

1813.

Cet ouvrage se trouve à Montpellier, à
Bayonne, à Tarbes, à Pau, à Bagnères, à Tours,
chez MM. les Libraires.

A SON EXCELLENCE

MONSEIGNEUR

LE MINISTRE DE L'INTÉRIEUR,

Comte de l'Empire , Grand-Aigle de la Légion d'honneur , Chevalier de l'Ordre de l'Eléphant , etc. , etc.

M ONSEIGNEUR,

JE n'avais pas une assez haute idée de cet ouvrage pour oser vous l'offrir , si je n'y eusse été engagé par la lettre flatteuse dont vous m'avez honoré. Ainsi Votre Excellence, toujours prête à exciter le talent, accorde aux productions des arts , comme à celles qui intéressent l'humanité , une protection qui en est la plus glorieuse récompense.

Je le crois, MONSEIGNEUR, la saine médecine avait besoin de cet ouvrage, qui va paraître sous vos auspices; le zèle en a formé le projet; la vérité en a dicté les détails. Mes vœux seront remplis, si, en l'accueillant, vous daignez le regarder comme une faible marque du profond respect avec lequel j'ai l'honneur d'être,

MONSEIGNEUR,

DE VOTRE EXCELLENCE,

Le très-humble et très-obéissant serviteur,

POUMIER, D.-M.

ASSEMBLÉE

De la Faculté de Médecine de Paris, du 30 novembre 1809.

Rapport sur un Mémoire de M. POUMIER, l'un des inspecteurs des eaux thermales des Basses-Pyrénées.

MONSIEUR POUMIER, médecin de la faculté de médecine de Montpellier, etc., a adressé à S. Exc. le ministre de l'intérieur, un travail qu'il a fait tant sur l'analyse des eaux thermales des Basses-Pyrénées, que sur la partie minéralogique qui avoisine ces eaux. Le ministre ayant jugé à propos de demander à la faculté son avis sur le mérite de ce travail, et la faculté m'ayant chargé de l'examiner, je me fais un devoir de répondre à sa confiance, en lui présentant le rapport suivant.

Le travail de **M. Poumier** est divisé en trois parties. Dans la première, après avoir présenté, d'une manière succinte, tout ce qui concerne la topographie de la vallée d'Ossau, l'indication des différentes mines qui y existent (elles sont en très-grand nombre); leur exploitation, si elle était suivie avec soin, pourrait donner des produits avantageux.

M. Poumier a fait l'analyse de plusieurs échantillons de ces mines. Il paraît regretter de ne les avoir pas analysé toutes (*)

Dans la seconde partie, l'auteur traite des eaux minérales qui se rencontrent dans la vallée d'Ossau. D'abord il indique leur situation, et après avoir fait connaître leurs propriétés physiques, il passe à leur analyse. Cette seconde partie présente des détails très-intéressans sous le rapport chimique; toutes les expériences qui y sont citées paraissent avoir été faites avec beaucoup de soins et d'exactitude; aucunes des précautions nécessaires pour recueillir les produits des diverses analyses n'ont été omises; chaque produit a été examiné séparément; enfin on reconnaît

---

(*) J'ai analysé toutes celles que j'ai trouvées et décrites.

dans le travail que forme cette seconde partie, un chimiste instruit, et sur-tout très au
courant des connaissances actuelles. Il serait
bien à désirer qu'on eût sur toutes les eaux
minérales de l'empire des analyses aussi bien
faites que celles que M. le docteur Poumier
nous offre dans son ouvrage des eaux de la
vallée d'Ossau (*).

La troisième et dernière partie est consa-
crée à présenter un exposé des propriétés
générales des Eaux bonnes, Eaux chaudes et
Cambo, près Bayonne, réduites à leurs
véritables vertus.

Je crois devoir m'abstenir de prononcer sur
le mérite de cette dernière partie, je dirai seulement que si l'on s'en rapporte à ce que dit
M. Poumier, les eaux dont il s'agit doivent
réussir dans bien des cas, comme dans une
infinité de maladies, et qu'on peut les consi-
dérer comme pouvant suppléer beaucoup
d'autres remèdes.

Quoiqu'il en soit, l'ouvrage de M. le docteur Poumier me paraît très-bien fait, et d'a-

---

(*) Je me suis occupé depuis ce travail, de l'analyse
générale des eaux minérales des Hautes-Pyrénées. Voyez
à la fin de cet ouvrage.

près ce motif, je propose à la faculté d'inviter S. Exc. le ministre de l'intérieur à témoigner à ce médecin sa satisfaction du zèle qu'il met à remplir les fonctions de la place qui lui est confié, et de l'heureux emploi qu'il a fait de ses talens pour perfectionner l'analyse d'eaux minérales, dont la composition n'était encore qu'imparfaitement connue.

Signé à l'original,

DEYEUX.

27 novembre 1809.

Paris, le 8 février 1810.

Le Ministre de l'Intérieur, comte de l'empire,

A Monsieur le Préfet du département des Basses-Pyrénées.

Monsieur,

J'ai fait examiner par la faculté de médecine de Paris, le travail qui m'a été adressé par M. Poumier, inspecteur - médecin des eaux thermales de Cambo, contenant l'analyse des eaux thermales des Basses-Pyrénées, et un essai sur la partie minéralogique qui avoisine ces eaux.

Il résulte du compte qui vient de m'être rendu, que la faculté a été très-satisfaite de ce travail, et particulièrement de la deuxième partie, qui présente les analyses des différentes eaux thermales de la vallée d'Ossau.

La faculté a reconnu, avec les précautions prises par M. Poumier pour recueillir le produit de ces diverses analyses, un chimiste instruit et très au courant des connaissances actuelles.

Je vous prie, Monsieur, de faire part à M. le docteur Poumier de cette opinion, qui ne peut que lui être agréable.

Recevez l'assurance de ma parfaite considération.

Signé MONTALIVET.

Pour copie conforme,

Le Secrétaire général de la préfecture.

Daguettes.

AVANT-PROPOS.

Pᴇɴᴅᴀɴᴛ la guerre de la révolution, en l'an II (1793) (*), je fus chargé par le docteur Michelon, médecin en chef de l'armée des Pyrénées-Occidentales, de me rendre dans la vallée d'Ossau, pour y visiter les établissemens des Eaux Bonnes, des Eaux chaudes, et m'occuper principalement de la partie minéralogique de cette vallée : j'ai rempli ses vues. Le Conseil de santé près les armées, auquel j'avais communiqué mon travail, m'en accusa la réception suivante, par sa lettre du 28 germinal an II (**).

« Nous avons reçu, Monsieur, le mémoire
« que vous nous avez adressé sur les Eaux
« bonnes et sur les différentes mines que vous
« avez découvert dans les vallées d'Ossau, et

(*) J'étais alors officier de santé en chef des hôpitaux d'Oléron.

(**) Je servais dans la vallée d'Arau lorsque je reçus cette lettre.

« votre plan sur le traitement de la gale avec
« l'ellébore noir, etc. (*). C'est un beau tra-
« vail à suivre, qui fait l'éloge de votre zèle
« et de vos talens, et qui ne peut être que
« très-utile sous différens points de vue, lors-
« qu'il sera exécuté, nous vous exhortons
» donc à vous en occuper dans les momens
« que le service de nos braves frères d'armes
« vous laissera de libre, etc. »

Signés à l'original,

PELTIER, BAYEN, DAIGNAN, NOEL, LASSUS,
CHEVALIER, ANTOINE DUBOIS.

BIRON, *Secrétaire.*

(*) J'ai traité avec le plus grand succès tous les galeux
de l'armée, avec la décoction de cette racine, si abondante dans les Pyrénées.

EAUX DE CAMBO.

Dans le mois de brumaire an 13, je fus sollicité par M. Lom, sous-préfet à Bayonne, de m'occuper de l'analyse des eaux minérales de Cambo. Ce travail, que j'avais en manuscrit depuis long-tems, fut de nouveau examiné et remis bientôt à M. Lom, qui voulut bien, le 1.er thermidor même année, m'adresser à ce sujet la lettre suivante.

« J'ai reçu, Monsieur, l'analyse des eaux
« minérales de Cambo, dont vous avez bien
« voulu vous occuper à ma prière. Recevez
« mes remerciemens pour ce travail, qui va
« me mettre à portée de solliciter du gouver-
« nement les moyens de former dans cette
« commune un établissement où les malades
« puissent trouver, avec la santé, les com-
« modités nécessaires ; c'est un véritable ser-
« vice que vous avez rendu au pays, en fai-
« sant une bonne analyse de ces eaux, dont

« les propriétés médicales n'étaient encore
« qu'imparfaitement connues (*).

Recevez, Monsieur, l'assurance de mon
estime et de ma parfaite considération.

Signé ARMAND LOM.

Bayonne, 1.er août 1807.

(*) Avant la remise de cette analyse à M. le sous-préfet, qui date du 1er août 1807, j'en avais confié, pendant un certain tems, le manuscrit à M. Salagnac fils, pharmacien à Bayonne. Ce jeune praticien, plein de zèle pour son art, voulant répéter mes expériences, a cru devoir me devancer, en faisant publier avant moi ses recherches. Son ouvrage imprimé est du 24 du même mois comme de la même année, c'est-à-dire vingt-quatre jours avant la réception de la lettre de M. Lom. On voit, par cette déclaration, que je n'ai pu nuire au travail de M. Salagnac fils.

ESSAI MINÉRALOGIQUE

DE LA VALLÉE D'OSSAU.

LA vallée d'Ossau est assez connue pour
avoir donné le jour au célèbre Bordeu. Différens auteurs, tels que Ramond, Palasso,
Dietrich, Carrère et autres en ont donné des
topographies très-soignées, et n'ont rien laissé
à desirer sur ce sujet; aussi n'en parlerai-je
que pour éclaircir ce qui sera nécessaire à l'in-
telligence du sujet de cet ouvrage.

La vallée d'Ossau est située dans les Basses-
Pyrénées. Elle est bornée à l'est et à l'ouest
par une chaîne de montagnes qui la sépare
des Ossalais, et se prolonge du sud au nord,
où elle confine à l'Espagne. Elle est arrosée par
les eaux du Gave d'Aspe, au-dessous d'Oléron. La hauteur des montagnes qui l'environnent et l'aridité de leurs sommets lui donnent, au premier abord, un aspect effrayant
et sauvage; c'est cependant une des vallées
les plus fertiles et les plus agréables des Pyrénées; elle sépare les vallées d'Ossau et d'Aspe,
si différentes par leurs productions, par le

langage, les habitudes, les usages et par les préjugés même de leurs habitans. Des mœurs simples, des vertus sauvages, une industrie active forment leurs caractères distinctifs. La nature féconde semble sourire à leurs efforts et prodiguer tous ses dons à ces heureuses contrées. Mais ce qui donne à la vallée d'Ossau un avantage marqué sur les autres, ce sont les eaux thermales qu'elle renferme, et dont on sait apprécier les vertus. A chaque saison, une fou... de malades, des étrangers de marque, d'illustres guerriers, nos princes même s'empressent d'y accourir pour éprouver les effets salutaires de leurs bains, et le concours des personnes qui fréquentent ces eaux s'augmente tous les jours, au point d'avoir fixé l'attention particulière de M. le comte de Castellane, général de brigade et préfet du département des Basses-Pyrénées (*), qui a procuré à ces établissemens précieux toutes les commodités et tous les agrémens dont ils sont susceptibles.

(*) Nous devons à M. le comte de Castellanne l'inappréciable avantage de communiquer du village de Laruns aux Eaux Bonnes, par une grande et belle route pratiquée dans le flanc même des montagnes.

Il est peu de pays qui offre à la science des faits aussi importans, et aux amateurs des jouissances et des richesses plus promptes et plus nombreuses dans les trois règnes de la nature. On y trouve une foule d'animaux recherchés, les uns par la délicatesse de leur chair, les autres par la beauté de leur fourrure, et qui sont pour le chasseur l'objet d'un exercice amusant, mais quelquefois dangereux. De ce nombre sont le chevreuil, l'isard ou chèvre sauvage, le bouquetin, le cerf, la biche, la loutre, le blaireau, l'écureuil, la belette grise, la fouine, le putois, le chat-loup, l'hermine, la martre, le renard, le loup, le sanglier, le lynx et l'ours. Dans les longs hivers, ces derniers quittent quelque-fois leurs montagnes pour se répandre dans la plaine, qu'ils ravagent. Enfin ces monta-gnes sont encore habitées par grand nombre d'oiseaux de diverses espèces ; on y remar-que sur-tout le faucon, la pie-grièche, le grand-duc, le vautour à col nud, le milan, l'épervier, l'aigle royal, etc.

Le botaniste, indépendamment des plantes qu'on trouve communément ailleurs, ren-contre fréquemment les ellébores, les valé-rianes, les tithymales, la gentiane, le rapontie, l'origan, la germandrée, l'euphraise, le méum, le cochléaria, le souchet long, la tormentile, la clématite, la brunelle, la campanule, le calament, la petite sauge des Alpes, le serpolet, le vaccinium mirtillus, le rhododendron ferrugineum, une multitude de saxifrages, l'impératoire, la grassette des Alpes, la digitale pourprée, l'érine, la violette cornue, le pied de chat, la mandragore, l'arnica, etc., etc. Mais c'est sur-tout par ses productions minérales que la vallée d'Ossau est recommandable; la nature, inépuisable dans ses ressources, y multiplie ses dons précieux; aussi en parcourant les collines, les monticules de cette vallée, trouve-t-on par-tout des pierres calcaires coquillaires, des schistes de divers couleurs, des carrières d'ardoise et d'argile, du mica, quantité de granits, des grenats, des cristaux de spath calcaire, materiaux avec lesquels la ville de Pau, ainsi que le vieux château de Henri IV sont en partie bâtis.

Quant aux montagnes, même les plus élevées, elles nous fournissent des marbres gris, des blancs écailleux, des gris et blancs, du spath calcaire rhomboïdal, du mica, des marbres figurés et coquillés, du quartz, du

cristal de roche, des masses de granit en abondance, enfin, et comme l'a judicieusement observé le savant abbé Palasso (*), « les mon-
» tagnes, jusqu'au pic du midi de la vallée
» d'Ossau, présentent des bancs calcaires et
» argilleux qui se succèdent alternativement;
» ce sont communément des marbres et des
» schistes qui ne se divisent point par lames. »

La grotte renommée, située au-dessus d'Jseste, lieu de la naissance de Bordeu (**), excite sur-tout l'intérêt des curieux; si on la parcourt à la lueur des flambeaux, on est étonné de la variété du spectacle qu'elle présente. Ici, s'offrent des stalactiques gigantesques que l'imagination revêt des formes les plus imposantes; là, comme dans le palais des fées, brillent des points étincelans de diverses couleurs; plus loin, s'élèvent des colonnes majestueuses, et à côté, des masses qu'une main créatrice dirige et soutient suspendues à ces voûtes antiques, descendent en pointe, jusques vers le sol, et semblent vouloir s'y joindre. Jusques sous les pieds, la nature y prodigue un pavé qui rappelle l'idée des mosaïques ornées

---

(*) Voyez son Essai minéralogique des Pyrénées.

(**) Bordeu était inspecteur général des eaux thermales des Pyrénées.

de diverses couleurs ; enfin le silence, la fraîcheur et l'obscurité du lieu prêtent à l'illusion et augmentent l'admiration.

Au sortir de la grotte, lorsque l'œil, après quelques momens de repos, peut recevoir la lumière, il est frappé du tableau imposant et majestueux des forêts immenses dont les montagnes environnantes sont couvertes (*) ; c'est en parcourant ces sombres forêts . par des sentiers difficiles et dangereux ; c'est en gravissant sur les montagnes escarpées, que la nature découvre au voyageur toutes ses richesses, et principalement en minéralogie.

Vingt-quatre à trente échantillons de minérais ont été le fruit de plusieurs jours de marche et d'efforts pénibles. J'en donne ici l'énumération succinte avec l'analyse de ceux qui ont pu y être soumis (**).

(*) Le dépôt des bois de construction est à Laruns.

(**) Pierre Billiard, vieillard respectable, habitant de Laruns, a contribué de tous ses efforts aux recherches dont je vais parler. Sans ce conducteur infatigable, j'aurais peut-être manqué mon but, tant les sentiers que nous avons parcouru étaient difficiles et périlleux ; mais de quels efforts le desir de s'instruire ne rend-il pas capable ?

Analyse des minérais.

Une des meilleures mines de la vallée d'Ossau, dans les montagnes de l'Oubie Juson , est celle qui donne un minéral noirâtre , très-pesant , attirable à l'aimant, ayant pour gangue une argile blanche entremêlée de spath calcaire. Ce minéral produit de 25 à 29 kilog. par 49, ou 50 à 60 liv. par cent de meilleur fer.

Non loin de cette première on trouve une autre mine de fer, dont le filon est très-abondant, mais où le minéral est toujours en rognons. Il m'a fourni, à la dernière fonte, 18 kilog. par 49 , ou 36 liv. par cent de bon fer. A peu de distance de cette dernière , au pied de la montagne de l'Oubie , en est une autre chargée d'oxide de fer carbonaté, qui m'a donné 20 kilo. par 49 , ou 40 liv. de fer par cent.

En quittant les montagnes de l'Oubie on rencontre , à moitié chemin du village d'Aste , un minéral de fer d'un brun fauve , à facettes rhomboïdales, luisant ; il contient 20 à 22 kilo. par 49 , ou 40 à 45 liv. de fer assez bon , par cent.

Plus près du village d'Aste en est une auter d'un gris de cendre, riche en métal, mêlé d'arsenic et de sulfure d'antimoine. Il m'a produit 25 kilog. par 49, ou 50 liv. par cent d'un fer aigre, mais susceptible de bonification.

En approchant de Laruns, on trouve une pyrite cuivreuse jaune, mêlée de pyrite martial; elle contient trop peu de cuivre pour être exploitée.

Plus près de Laruns est une autre mine de cuivre noirâtre, parsemé de quelques taches verdâtres, ayant pour gangue du quartz. Ce minéral est des plus difficiles à traiter, à cause du sulfure d'antimoine qu'il contient; néanmoins on obtiendra encore 10 à 12 kilog. par 49, ou 20 à 25 liv. de cuivre par cent, et un peu d'argent.

Assez près de cette dérnière, on trouve une autre mine de cuivre uni de même au sulfure d'antimoine, tacheté de vert de montagne, mais qui ne contient pas assez d'argent pour être exploitée; elle produit aussi 10 à 12 kilog. par 49, ou 20 à 25 liv. de cuivre par cent.

Dans les montagnes de Béost nous avons rencontré des pyrites cuivreuses. Ces minérais, peu riches, contiennent, outre le cuivre, du fer, du soufre, de l'arsenic, etc.

Une mine de fer spéculaire à facettes bril-

lantes, contenant du spath calcaire rhomboïdal, a fourni 20 kilogr. par 49, ou 40 liv.
par cent d'un fer un peu aigre.

Une autre mine de fer, appelée ferette d'Espagne, sorte d'hematite mamelonnée, très-
dure et très compacte, a fourni 18 kilogr.
par 49, ou 36 liv. de fer aigre par cent.

Une mine de plomb, entremêlée de quartz
très-dur et blanchâtre, a produit, par 49 de
minéral, 22 à 25 kilogr., ou 40 à 45 liv. de
plomb par cent, plus 7 gros et demi d'argent
par cent de plomb purifié.

A l'est et à une lieue des Eaux Bonnes, on
trouve une mine de fer arsenical, unie à
une pyrite martiale d'un brun fauve.

Plus près des Eaux Bonnes, une autre mine
de fer arsenical très-dure, grise, brillante,
réfractaire. Cette mine, ainsi que la précé-
dente, ne peuvent être d'aucune utilité.

Assez près de cette dernière est une mine
de plomb sulfuré, dont les grains adhèrent
fortement les uns aux autres. Ce minéral,
disséminé dans du quartz, donne 25 kilogr.
par 49, ou 50 liv. de plomb par cent, et 30
grammes 231 milligr. d'argent, par 49 kilogr.
de plomb, ou une once 12 grains d'argent.

Un peu plus loin est une pyrite martiale,

contenant un peu de pyrite jaune de cuivre, non exploitable.

Dans la montagne d'Aas on trouve aussi plusieurs mines. La première est une calamine fossile mêlée de zinc sulfuré, avec laquelle on peut convertir le cuivre rouge en laiton. Cette substance minérale est, à proprement parler, la minière terreuse du zinc.

La seconde est une mine de plomb grénelé, à-peu-près semblable à celle que l'on rencontre près des Eaux bonnes. Ce minéral contient 25 kilogr. par 49, ou 5o liv. de plomb par cent, mais un peu plus d'argent, puisqu'elle rend 42 grammes 864 milligr., ou une once 3 gros 15 grains d'argent par cent de plomb raffiné.

La troisième est une galène ou mine de plomb en cubes, très-riche, brillante, bleuâtre, très-pesante, cassante. Ce minéral a pour gangue du quartz, et donne 25 à 27 kilogr. par 49, ou 5o à 55 liv. de plomb par cent, et 124 grammes 926 milligr., ou 4 onces 48 gros d'argent par quintal de plomb.

La quatrième est une mine de fer de couleur rouge, dure, semblable à la sanguine. Ce minéral a fourni 10 à 12 kilogr. par 49, ou 20 à 25 liv. de fer aigre par cent.

Enfin nous avons rencontré une substance minérale feuilletée, que nous avons pris au premier aspect pour une mine de plomb. Cette substance analysée nous a donné du zinc, du soufre et de l'arsenic : c'était de la blende.

Viennent ensuite des mines de manganèse, des mines de fer terreuse, rouge, du spath pesant, du cobalt, de blende, d'antimoine sulfuré et de quelques galènes pyriteuses. Tous ces minerais, sur-tout les derniers, m'ayant été offerts sans connaissance de lieu par mon compagnon de voyage, et par de trop petits échantillons, je n'ai pas cru devoir m'arrêter sur leur nature.

EAUX MINÉRALES

DE LA VALLÉE D'OSSAU,

Leur analyse, avec l'exposé de leurs propriétés médicales.

JE vais parler des Eaux Bonnes (*), de ces eaux que Bordeu a si justement célébrées; que les Bayen, Venel, Monnet, Pages, Monteau et quelques autres savans ont successivement analysées; de ces eaux qui, dans des tems éloignés de la chimie pneumatique, n'avaient offert à nos premiers chimistes que du soufre, du fer, une terre poreuse fort divisée, une espéce de sel inconnu, une partie spiritueuse volatile, une huile qui rend l'odeur de ces eaux plus vive; aux seconds chimistes, du foie de soufre terreux, de la sélénite, du sel marin, du sel d'epsom à base terreuse,

---

(*) J'ai déjà annoncé qu'on pouvait aller jusqu'à la source de ses eaux, en voiture.

de la terre calcaire, une autre terre de nature argileuse, enfin une substance grasse, bitumineuse, dans un état savonneux. D'après toutes ces données, l'analyse de MM. Pages et Monteau me paraîtrait se rapprocher davantage des nouvelles découvertes. Les résultats que je vais soumettre à nos chimistes modernes, confirmeront, en partie, ce qu'ils ont avancé.

Situation des sources.

Les Eaux Bonnes se trouvent au sud-sud-est, et non loin du village d'Aas, sur la rive gauche, en remontant le Valentin, dans un vallon entouré des plus hautes montagnes, à une lieue au plus de Laruns, à deux lieues des Eaux Chaudes, et à sept de Pau. Ces eaux sortent, comme l'a dit M. l'abbé Palasso, « du pied d'une montagne, au confluent des » ruisseaux de la Sonde et du Valentin. Cette » éminence est composée de pierres calcaires » dont les couches sont faiblement inclinées. »

Les Eaux Bonnes fournissent quatre sources différentes.

La première, appelée la *Vieille* source, se trouve dans une grotte que la nature semble avoir formée. Le bassin qui la renferme fournit non-seulement aux bains par un canal pratiqué pour cet usage, mais encore à la boisson par le moyen d'un robinet; en sorte que les parties volatiles que cette eau contient ne peuvent s'échapper, n'ayant aucune communication avec l'air extérieur.

Qualités physiques.

La source dite la *Vieille* étant la seule qui soit prise en boisson, je me contenterai de rapporter l'analyse de cette première, les autres sources ayant offert, dans l'emploi des réactifs, les mêmes résultats.

L'eau thermale appelée la *Vieille*, sort claire de sa source, ne laissant appercevoir que quelques petits nuages blanchâtres extrémement divisés, et qui se déposent par le repos(*). La saveur de cette eau est douceâtre, pesante comme toutes les eaux en partie privées d'air;

(*) La nature de ce dépôt est calcaire; les acides ne paraissent pas le dissoudre en entier, ce qui m'a fait soupçonner que ce dépôt était formé par des couches de terre calcaires, siliceuses ou gypseuses que ces eaux traversent. Je reviendrai sur ce sujet, en parlant des glaires qu'elles fournissent par le repos.

elle exhale une odeur d'œufs couvis, qui est due à la présence de l'hydrogène sulfuré. Ce qui la fait vulgairement reconnaître est l'action prompte que ce principe volatil a sur l'argent, qu'il noircit en peu de tems.

Au thermomètre de Réaumur, l'eau qui sert à la boisson ne donne que 26 degrés et demi, l'atmosphère étant à 20; sa pesanteur spécifique, comparée à l'eau distillée, est de 20 grains par livre de plus. Cette eau minérale, à l'aréomètre, a marqué zéro.

Comme toutes les eaux sulfureuses, cette eau dépose autour des bassins une matière glaireuse d'un gris-blanc, inodore, insipide, qui, séchée, brûle à la manière du soufre, et laisse ensuite échapper une odeur d'éponge brûlée. Il reste sur le charbon une matière calcaire.

Une douce chaleur, le seul accès de l'air libre de la lumière suffisent pour faire perdre à cette eau sulfureuse son odeur, son goût, et conséquemment les qualités essentielles qui la constituent ; d'où l'on peut assurer qu'il y a décomposition. Cette décomposition se fait par l'action de l'oxigène atmosphérique, qui, s'associant à l'hydrogène du gaz hépatique, abandonne le soufre qui se précipite ensuite avec la matière glaireuse, ce qui explique assez évidemment quelle peut être la nature des dépôts que l'on trouve avec tant d'abondance dans toutes les sources d'eaux sulfureuses.

Analyse par les réactifs.

1.º L'argent ainsi que la litharge, abandonnés dans cette eau sulfureuse, ont été assez promptement noircis (*).

2.º La teinture de fleurs de violettes a été légèrement verdie.

3.º La teinture de tournesol, non plus que les papiers réactifs, n'ont éprouvé aucun changement dans ce fluide.

4.º L'alcool gallique, ni le prussiate de chaux n'ont rien présenté de remarquable ; quelques gouttes d'acide muriatique jetté dans ces mélanges n'ont point décelé la présence du fer.

5.º Le savon s'est parfaitement dissous ; il n'a éprouvé aucune décomposition.

6.º L'eau de chaux mêlée à partie égale

(*) J'ai opéré sur les lieux à différentes fois, dans des vaisseaux clos ; les précipités que j'ai obtenus ont été soumis à l'examen après vingt-quatre heures.

avec

avec cette eau minérale, a produit assez lente-
ment un précipité blanc, léger, assez abondant.

7.º La potasse caustique et la soude de
même.

8.º L'ammoniaque caustique a donné un
précipité très-léger : c'était de la magnésie;
car en ajoutant un excès d'acide sulfurique,
il a été dissout.

9.º L'action des acides sulfuriques, sulfureux, nitreux, acétique faible et muriatique
oxigéné ont développé, d'une manière assez
sensible, l'odeur du gaz hydrogène sulfuré ;
par le dernier acide, j'ai obtenu un précipité
très-divisé : c'était du soufre (*).

10.º L'acide oxalique a fourni un précipité
blanc insoluble, assez promptement obtenu
sans être très-abondant.

11.º Les carbonates alkalins ont aussi produit un précipité plus pesant et un peu plus
abondant que celui que nous avons obtenu
par la potasse et la soude pures.

12.º L'acétate de plomb liquide a donné un
précipité brun et abondant.

(*) Ce phénomène du dégagement du gaz hydrogène
sulfuré, n'appartient-il pas au dégagement du calorique
que peut procurer spontanément l'union des acides minéraux avec ces eaux ?

13.º Le nitrate de mercure liquide, au *maximum* d'oxigénation, a fourni un précipité jaune, qui a bruni quelque tems après.

14º Le nitrate d'argent liquide a fourni aussi un précipité grumelé d'un gris sale, qui s'est ensuite foncé.

15.º Le muriate de baryte liquide a fourni encore un précipité blanc très-abondant.

D'après l'action des réactifs dont je viens d'exposer l'effet sur l'eau sulfureuse, dite la *Vieille*, elle nous paraît contenir :

1.º Du gaz hydrogène sulfuré.
2.º De l'acide carbonique.
3.º De l'acide sulfurique.
4.º De l'acide muriatique.
5.º De la chaux.
6.º De la magnésie.

Analyse par la distillation.

Après avoir introduit dans une cornue de verre la quantité de trois kilogrammes (six livres deux onces trente-trois grains) d'eau sulfureuse dite *la Vieille*, j'ai procédé à la distillation, en me servant de l'appareil pneumato-chimique. Ce que j'ai obtenu dans cette première expérience a été du gaz hydrogène

sulfuré, mêlé d'azote et de gaz acide carbonique. Ayant poussé plus loin la distillation,
il s'est formé un precipité très-délié, que j'ai
reconnu pour être du carbonate calcaire. Ré-
pétant l'opération, mais ajoutant au premier
appareil celui de Woulfe, afin d'apprécier rigoureusement les quantités de fluides élasti-
ques que cette eau contenait, j'ai introduit
dans le premier flacon de l'eau de chaux,
dans le second de l'acétate de plomb liquide,
avec excès d'acide. Procédant de nouveau à
la distillation, jusqu'à ce qu'il ne s'échappât
plus de gaz, j'ai retiré du premier flacon environ neuf grains de carbonate de chaux, correspondant à quatre pouc. et demi cubes par kil.
de gaz acide carbonique; du second, de l'hydro-sulfure de plomb oxidé, quarante-cinq
gr., correspondant à-peu-près à vingt-quatre
pouces cubes de gaz hydrogène sulfuré, et
dans la cloche posée sur la cuve pneumato-
chimique de l'air atmosphérique.

Examen du gaz primitivement obtenu.

1.° Ce gaz jouissait d'une odeur semblable
au gaz hydrogène sulfuré.

2.º Il est indécomposable par les gaz acide, carbonique et nitreux.

3.º L'acide nitrique concentré le décompose et en précipite le soufre.

4.ª Une bougie plongée dans ce gaz s'y éteint sur-le-champ.

5.º Ayant fait passer de ce gaz dans une teinture affaiblie de tournesol, et ayant agité le mélange, il ne s'est opéré aucun changement de couleur.

6.º Ce gaz précipite l'eau de chaux.

7.ª Il décompose les dissolutions métalliques, et forme avec elle des sulfures.

8.ª Enfin ce gaz a une assez grande affinité avec l'eau.

Examen du résidu de la liqueur dégazée.

1.º Cette liqueur ayant été préalablement filtrée, je l'ai soumise aux opérations suivantes.

2.º Y ayant versé quelques gouttes d'acide sulfurique, il s'est dégagé de l'hydrogène et précipité du sulfate de chaux.

3.º L'acide nitreux en a dégagé du soufre.

4.º L'acide oxalique en a dégagé du gaz hydrogène sulfuré, preuve que cette eau minérale contient encore, après être dépouillée de ses gaz, de l'hydro-sulfure de chaux.

D'après la série d'expériences que je viens de rapporter plus haut, l'on voit que le gaz hydrogène sulfuré se trouve combiné dans cette eau à de l'acide carbonique ainsi qu'au gaz azote, mais que ce dernier n'est que le résidu de l'air atmosphérique décomposé.

Analyse par l'évaporation.

Deux myriagrammes, ou 40 liv. 13 onces 5 gros 55 grains d'eau sulfureuse de la source *Vieille* ont été mises en évaporation dans un vaisseau ouvert, et à la température de 45 d.

A cette température, cette eau a laissé dégager quelques bulles d'air qui noircissaient l'argent. La température allant jusqu'au 60.e degré, il s'est formé à la surface de ce liquide un pellicule qui s'est précipité au fond du vase évaporatoire; c'était du carbonate de chaux; à cette pellicule en a succédé une seconde plus abondante, reconnue pour du sulfate de chaux; enfin ayant poussé l'évaporation jusqu'à siccité, j'ai obtenu une masse saline d'un gris sale, du poids de 16 grammes 359 milligr., ou 4 gros 20 grains.

Analyse de la matière saline.

Exposée à l'air libre pendant quelques heures, cette masse en a attiré l'humidité; elle
avait alors augmenté en poids de 10 grains;
desséchée ensuite, elle a été mise en poudre
dans un mortier de verre, et a été délayée dans
quatre fo s son poids d'alcool rectifié. Abandonné q elque tems dans ce liquide, cette
masse en a été séparée pour être mise dans de
nouvel alcool; séparée encore de celui-ci,
elle a été desséchée à un feu doux : elle avait
alors perdu 20 grains, puisque le résidu séché
ne pesait plus que 4 gros.

Ces 4 gros de résidu ont été soumis à l'action réitérée de l'eau distillée froide; après
quelques heures, cette eau a été décautée; ce
qui ne s'est point dissout a été séché, et a
fourni un nouveau résidu pesant 2 gros 36 gr.

Ces 2 gros 36 grains soumis à l'ébullition
dans une assez grande quantité d'eau distillée, et pendant 50 minutes, ont laissé un
précipité insoluble, lequel séché pesait 50
grains.

D'après ce qui vient d'être dit sur la marche successive des opérations que j'ai suivies,

on s'est apperçu que l'alcool, l'eau froide ;
l'eau bouillante, l'exposition à l'air libre ont
présenté des phénomènes d'autant plus inté-
ressans, qu'ils nous conduisent sans effort à
un résultat favorable ; ainsi ce que n'a pu dissoudre l'alcool n'a pu résister à l'action de
l'eau froide, et successivement à une température plus élevée.

D'après cette induction et l'emploi des
réactifs déjà mis en œuvre, reprenant la série des opérations, je vais exposer les résultats qu'elles ont fourni.

1.° L'alcool évaporé à siccité a fourni un
sel déliquescent, amer, un peu coloré, qui
pesait 19 grains. Ayant versé un s. q. d'acide
sulfurique sur ce sel, il s'est dégagé aussitôt
du gaz acide muriatique. Ce nouveau produit
délayé dans l'eau distillée froide, après son
entière évaporation jusqu'à siccité, a donné
20 grains de sulfate de magnésie, reconnais-
sable à sa saveur, etc.

Ainsi l'alcool tenait en dissolution 20 grains
de muriate de magnésie.

2.° L'eau froide évaporée convenablement,
a fourni du sulfate de magnésie, 1 gros 6 gr.,
muriate de soude, 27 grains.

3.° L'eau distillée en ébullition a fourn

1 g. 57 g. de sulfate de chaux un peu coloré (*).

4.º Des 50 grains de résidu insoluble dans les trois menstrues ci-mentionnées, cinq furent jettés sur un charbon ardent ; ce qui s'en exhala répandit une légère odeur sulfureuse.

5.º Les 45 grains restans de ce résidu ayant été traités par l'acide sulfurique, m'ont prouvé que ce sel était en partie du carbonate de chaux mélangé d'un peu de soufre, et d'une substance rude au toucher, qui, éprouvée au chalumeau, m'a fait reconnaître la silice.

D'après les principes offerts par l'analyse des Eaux Bonnes, dite la *Vieille*, 2 myriagrammes, ou 20 litres de cette source, ont donné, outre le gaz hydrogène sulfuré,

		gros.	grains
1.º Muriate de magnésie. . . .		o	19
2.º Muriate de soude.		o	27
3.º Sulfate de magnésie.		1	6
4.º Sulfate de chaux.		1	57
5.º Carbonate de chaux.		o	41 ½
6.º Soufre.		o	4
7.º Silice.		o	4 ½
8.º Perte.		o	5

$$\overline{\text{4 gr. 5 g.}}$$

(*) Pour obtenir ce sel pur, il a fallu le calciner afin de le dépouiller de la matière végéto-animale qui le colorait.

Quelques essais sur la matière glaireuse de cette source , applicables à toutes les eaux minérales qui en produisent.

Après avoir ramassé une certaine quantité de ces glaires fraîchement extraites, et les avoir soumises à l'action des acides sulfurique et nitrique fumant, il s'est fait sur-le-champ une légère effervescence, avec un dégagement insensible de gaz hépatique ; la matière a pris bientôt après une teinte noirâtre, propriété que ces acides ont sur les substances animales et végétales, qu'elles réduisent en oxide de carbone.

Une quantité donnée de ces glaires (*) desséchées au bain-marie, mises en poudre, jetées ensuite sur un charbon ardent, ont répandu une odeur de soufre, à laquelle a bientôt succédé celle de l'éponge brûlée. Cette matière a laissé un résidu calcaire. Appliquée sur la langue, cette substance a laissé une impression légèrement alcaline.

Les acides ont paru développer une effer-

(*) Ces glaires sont insipides et inodores.

vescence plus vive que sur la matière fraîchement extraite. Dans cette opération, il ne
s'est point dégagé de gaz hydrogène sulfuré.

Les mêmes glaires nouvellement extraites,
mises dans une cornue luttée (*), puis pous-
sées à un feu ménagé et progressif, ont donné,
à l'appareil pneumato-chimique :

1.º De l'air atmosphérique chargé d'azote.

2.º De l'eau.

3.º Un léger acide (**).

4.º De l'ammoniac.

5.º Une huile légère un peu citrine; sur la
fin de la distillation un peu plus dense.

6.º Un peu de soufre sublimé.

7.º Enfin une matière charbonneuse.

Cette matière savonneuse contenait elle-
même une substance alcaline (potasse), du
carbonate de chaux et de la silice.

D'après ces données, je me suis convaincu
que le dépôt primitif que l'on remarque dans

(*) Toutes les eaux sulfureuses et ferrugineuses, après
vingt-quatre heures d'exposition à l'air libre, ou en contact avec la lumière, paraissent en fournir ; alors ces eaux
sont en partie décomposées.

(**) Cet acide combiné à la potasse, a donné des cristaux d'un sel soyeux aiguillé, qui n'était que du sulfite de
potasse. Il paraît que cet acide s'est formé par la distillation.

l'eau dite la *Vieille*, en la puisant à la source, n'est autre chose que du carbonate calcaire mélé de silice; mais que pour obtenir la matière glaireuse que cette eau fournit et précipite, il faut que celle-ci perde une grande partie de son calorique, ainsi que de son gaz minéralisateur.

Les résultats obtenus par la distillation à la cornue, de cette matière glaireuse, prouvent donc assez évidemment qu'elle ne contient autre chose qu'une substance végéto-animale tenue en dissolution dans les eaux minérales; 1.º par la présence du calorique; 2.º par la combinaison intime des parties entr'elles; mais que cette combinaison n'est que de peu de durée toutes les fois que ces eaux sont en contact avec l'air atmosphérique qui se décompose lui-même, en portant son oxigène sur l'hydrogène du gaz hydrogène sulfuré, forme de l'eau avec lui, et laisse précipiter le soufre : de même l'azote atmosphérique, joignons-y l'action de la lumière, peuvent concourir essentiellement à précipiter en flocons ou stries blanches la matière végéto-animale de ces eaux. Ce qui paraîtrait le prouver, serait la quantité d'air atmosphérique azoté que ces glaires et les eaux elles-mêmes ont donné à la distillation; ainsi j'ai précipité et rendu épaisse, par l'addition de ces gaz, de l'eau distillée de fleur d'orange; alors j'ai remarqué qu'elle avait perdu sensiblement de son arome (*).

Propriétés médicales.

Si nous jugeons des propriétés médicales des Eaux Bonnes par leurs qualités physiques, ainsi que par les principes qui les constituent; si nous envisageons l'état de la source, le lieu qui la produit, nous conviendrons aisément que ces eaux prises en boisson doivent généralement produire les effets qu'on leur attribue. Ainsi ces eaux minérales ont été reconnues pour être fondantes, balsamiques, incisives, désobstruantes, détersives, résolutives et apéritives. Placées entre un degré moyen de chaleur et d'état gazeux; plus analogues aux divers genres de maladies et à notre constitution, que ne le sont la plupart des sources minérales des Hautes - Pyrénées, comme *Barèges, Cauteretz, Bagnères de Lu-*

(*) Ce phénomène dont je viens de rendre compte, n'explique-t-il pas ce qui arrive aux vins qui tournent au gras.

chon, etc., etc., nous nous sommes convaincu que les Eaux-Bonnes offriront dans leur emploi des propriétés plus douces, plus relatives comme plus constantes; c'est pourquoi nous les recommandons dans toutes les affections chroniques de la poitrine et des autres viscères, dans l'asthme humide, dans les obstructions, les tumeurs et les désordres des secrétions, dans les engorgemens lymphatiques, chez les enfans sur-tout qui tendent ou qui affectent une constitution croupale, ainsi que dans le scrophule et les maladies vénériennes même anciennes. En bains, en douches, ces eaux conviendront dans les rhumatismes et les douleurs chroniques de différentes espèces, et toutes les fois qu'il faudra opérer une crise, soulager la nature opprimée, combattre ses écarts. Enfin ces eaux seront généralement bonnes dans toutes les maladies de la peau, comme les dartres, la gale répercutée, les maladies pédiculaires, les exanthèmes chroniques; dans les affections de la vessie, pour faciliter l'expulsion des glaires qui l'engouent ou la sortie du gravier qu'elle contient; pour résoudre des tumeurs, relâcher ou détendre les muscles contractés, réduire les exostoses, les callosités, rétablir de vieilles cicatrices, guérir les ulcères fistuleux, etc (*).

Quant à la quantité dont on devra faire usage, ne pouvant préjuger des forces du malade, de sa constitution relative, de son âge, etc., n'y ayant d'ailleurs de véritables remèdes que ceux dont l'application est raisonnée, comme convenablement saisie, nous pensons qu'il convient de laisser aux médecins inspecteurs, plus en état de juger de ces cas, le soin de les administrer comme de les combiner à tel ou tel véhicule, pour en activer ou en modifier l'action.

EAUX CHAUDES.

Situation des sources.

Lɛs Eaux *chaudes* se trouvent à deux lieues des Eaux *bonnes*, dans un profond ravin formé par le Gave, entre des montagnes inac-

---

(*) Nous n'entrerons pas dans de plus longs détails sur les propriétés de ces eaux ; nous renvoyons pour ce sujet à l'article concernant les propriétés générales.

cessibles. Ces eaux sourdent en partie du granit, surmonté de bancs calcaires coquilliers à-peu-près horisontaux. Elles diffèrent peu des Eaux bonnes, si ce n'est par leur degré de chaleur.

On compte cinq sources aux Eaux chaudes.

La premiere, appelée *la Fontaine du Roi*, donne, au thermomètre de Réaumur, 30 degr.

La seconde, *l'Esquirette*. 29

La troisième, *le Trou*. . . . . . 28 ½

La quatrième *l'Arresec*. 22

La cinquième, *Mainvielle*, est froide.

Cette dernière source , comme celle de l'Ortechg, aux Eaux *bonnes* , jaillit du marbre.

Qualités physiques.

L'eau sulfureuse de la Fontaine du Roi sort claire de sa source , ne laissant appercevoir aucuns nuages ; elle exhale une odeur d'œnfs couvis ; sa saveur est désagréable , fade ; sa pesanteur spécifique , comparée à l'eau distillée froide, est de 20 grains de plus par livre de cette dernière ; sa température, comme nous l'avons dit, est de 30 degrés, l'atmosphère étant à 18.

L'aréomètre s'y enfonce jusqu'à zéro.

Comme toutes les eaux sulfureuses, ces eaux se décomposent à l'air libre, et laissent déposer autour des bassins une matière glaireuse sulfurée calcaire.

Les Eaux chaudes ont quantité de bains. Cet établissement est en général très-renommé, spacieux, assez commode. Ainsi qu'aux Eaux *bonnes*, il y réside, pendant la saison, un médecin inspecteur. On doit désirer que ces établissemens s'améliorent encore pour la plus grande utilité du public, qui semble le réclamer avec instance, sur-tout aux Eaux chaudes, où les bains n'avaient pas, lorsque j'analysai ces eaux, la propreté desirée : c'est sans doute ce qui leur a fait perdre de leur première réputation.

Analyse par les réactifs.

Toutes les sources, *aux Eaux chaudes*, ayant donné, par l'emploi des réactifs, les mêmes résultats relativement à leur état gazeux et à leurs degrés de chaleur, nous nous contenterons d'offrir l'analyse de la Fontaine du Roi, comme étant la plus chaude.

Du n.º 1 au n.º 15 des réactifs employés pour les Eaux bonnes, à la page 16, ces réactifs ont fourni les mêmes résultats.

D'après

D'après ces données, l'eau de la Fontaine du Roi contient pour principes constituans :

1.º Du gaz hydrogène sulfuré.
2.º De l'acide carbonique.
3.º De l'acide sulfurique.
4.º De l'acide muriatique.
5.º De la chaux.
6.º De la magnésie.

Analyse par la distillation.

L'eau de la Fontaine du Roi a fourni à la distillation, par kilograme, sept pouces et demi cubes de gaz hydrogène sulfuré, et quatre et demi d'acide carbonique.

Cette eau, dégazée dans des vaisseaux clos, au moyen du calorique, puis soumise à l'action des acides sulfurique, nitrique fumant et oxalique, a fourni les preuves qu'elle contenait de l'hydro-sulfure de chaux.

Analyse par l'évaporation.

Deux myriagrammes ou 40 livres d'eau sulfureuse de la Fontaine du Roi, évaporée d'après le mode déjà indiqué pour les Eaux bonnes, ont présenté, pendant l'évaporation, les mêmes phénomènes, et elles ont fourni pour produit une masse saline d'un gris sale, du poids de 4 gros 10 grains.

Analyse de la masse saline.

Ayant soumis cette masse à l'action de l'alcool, de l'eau distillée froide et bouillante, et de l'acide sulfurique, cette substance nous a donné :

		Gros.	Grains.
1.°	Muriate de magnésie. . : .	o	18
2.°	Muriate de soude.	o	25
3.°	Sulfate de magnésie. . . .	1	4
4.°	Sulfate de chaux.	1	51
5.°	Carbonate de chaux. . . .	o	40
6.°	Soufre.	o	$4\frac{1}{2}$
7.°	Silice.	o	$3\frac{1}{2}$
8.°	Perte.	o	8
	TOTAL.		4 gr. 10 gr.

Propriétés médicales.

Les Eaux chaudes paraissent jouir de plus d'énergie que les Eaux bonnes. Etant d'une température plus élevée, leur gaz n'en est que plus expansible ; c'est pourquoi elles m'ont

paru accélérer davantage le systéme des vaisseaux. Dans tous les cas, on pourra les employer aux mémes usages que les Eaux bonnes,
ayant toujours égard à leurs qualités relatives, comme à leurs propriétés ; car il est
des cas où elles ne pourraient être employées
sans danger (*).

EAUX SULFUREUSES DE CAMBO.

Cambo, bourg situé à trois lieues sud sud-
est de Bayonne, pays des Basques, possède
deux sources d'eaux minérales, l'une sulfureuse (**), l'autre ferrugineuse (***). Ces
eaux examinées par Bordeu, et successivement par MM. Delissalde, Darguibel et La-
bordes, anciens médecins de la ville de
Bayonne, ne leur avaient offert que du soufre, du fer et une substance alcaline (****) ;

(*) Voyez l'article des propriétés générales.
(**) Il y a deux autres sources d'eaux sulfureuses.
(***) C'est peut-être la seule source de cette nature qui se
trouve dans les Pyrénées.
(****) M. Rochet, Salagnac père et Meyrac, de Dax,

mais comme ces savans médecins avaient
principalement en vue d'établir les propriétés
de ces eaux , dont l'expérience avait confirmé
les avantages , ils s'attachèrent particulièrement au but qui les avait dirigé , en cumu-
lant , non des démonstrations fondées sur la
nature de ces eaux, mais des faits en faveur
de leurs propriétés médicales.

A la chimie moderne appartenait le droit
d'obtenir des résultats plus heureux. Quels
progrès, en effet, cette science n'a-t-elle pas
fait , et qu'il est rassurant pour le praticien
exercé de pouvoir faire un choix raisonné
dans cet amas confus de médicamens, que
l'expérience et des données plus exactes ont
fait rejeter de la saine médecine.

Situation de la source.

La source d'eau sulfureuse de Cambo est
située au sud-est , à un quart de lieue du

---

pharmaciens très-distingués, ont aussi analysé ces eaux.
Nous avons à regretter qu'ils n'aient point donné de pu-
blicite à leur tra ail. M. Meyrac, qui m'a transmis quelques documens sur cette eau sulfureuse, m'a prouvé
combien il est digne de la confiance qu'il a justement
acquise.

bourg de ce nom, dans un terrein schisteux et calcaire, abondant en fougère, tormentille, bouillon blanc, hyèble, saponaire, digitale pourprée, quelques plantes aromatiques, etc. Cette source, non loin de la montagne appelée Baygory, est élevée de 95 cent., 2 pieds 1 ligne, ce qui établirait la source à 2 mètres au-dessus de la surface de cette rivière, qui n'est éloignée de toutes les sources sulfureuses que de quinze à vingt pas.

Cette eau jaillit à travers de petits cailloux roulés que la Nive charie, et qui ont été portés dans son bassin, dont le fond présente un limon quartzeux noir.

Comme les Eaux bonnes et chaudes, l'eau sulfureuse de Cambo dépose, par sa décomposition à l'air libre, une assez grande quantité de flocons glaireux, de même nature que ces dernières (*).

Un hangar spacieux et commode occupe l'enceinte de cette source. Là, une société nombreuse peut être agréablement à couvert. Un site agreste, des promenades agréables, quoique bornées par une chaîne de mon-

---

(*) Plus les eaux sont gazeuses, plus le dépôt glaireux est abondant.

tagnes, offre aux regards l'aspect le plus imposant et le plus varié. Au nord, est une plaine fertile qui sépare, par un pont, le bas Cambo de l'endroit principal ; à l'est, une immense quantité de bois, d'arbres de haute futaie, de monticules variés, ornés de chênes antiques et de châtaigniers dominant d'immenses prairies arrosées par la Nive, et entretenues par une population d'habitans sains, laborieux, d'une constitution pure comme l'air qui vivifie ces heureux climats. Quant à l'habitation de ces industrieux *labourdins,* elle joint à la simplicité l'exposition la plus agréable, la propreté la mieux soutenue.

Qualités physiques.

L'eau sulfureuse de Cambo (*) est claire en sortant de sa source ; elle exhale une odeur d'œuf couvé, due à la présence du gaz hydrogène sulfuré, qui sort par bulles du fond du bassin. Comme les Eaux bonnes, cette source jouit des mêmes propriétés de colorer l'argent, qu'elle noircit, d'être fade, désagréable au

---

(*) La saison la plus fréquentée de ces eaux est au printems ou en automne. On peut jouir dans cette saison des agrémens d'une très-belle chasse aux palombes.

goût, de se décomposer par l'action de l'air libre, du calorique, ainsi que par un trop grand séjour dans des bouteilles bien fermées.

La température de cette eau, l'atmosphère étant à 12, est de 16 degrés et demi au thermomètre de Réaumur; sa pesanteur spécifique, comparée à l'eau distillée, est de 8 centigr., 1 grain et demi, par 30 grammes, 1 once, c'est-à-dire, de 24 grains par livre d'eau.

L'aréomètre s'y enfonce jusqu'à zéro.

Examen du gaz.

Le gaz retiré à la fontaine, à l'aide de cloches cylindriques, ainsi que par la distillation à la cornue, etc., a présenté les mêmes phénomènes que ceux que nous avions obtenus des Eaux *bonnes* et *chaudes*. Par kilogr. de cette eau, nous avons recueilli à-peu-près 6 pouces cubes de gaz hydrogène sulfuré, et un peu plus de 4 pouces et demi de gaz acide carbonique. Cette eau ainsi dégazée, soumise à l'action des acides sulfurique, nitrique, fumant et oxalique, n'a rien présenté de remarquable; elle ne nous paraît donc pas contenir de sulfures.

Analyse par les réactifs.

De tous les réactifs employés pour les Eaux bonnes et chaudes, le savon est le seul qui ait présenté une différence (*); il ne s'est point dissous dans l'eau de Cambo, et il a offert un liquide caillebotté; preuve que cette eau contient plus de sulfate de chaux que les autres.

D'après l'emploi des réactifs, l'eau sulfureuse de Cambo nous donne :

1.º Du gaz hydrogène sulfuré.
2.º De l'acide carbonique.
3.º De l'acide sulfurique.
4.º De l'acide muriatique.
5.º De la chaux.
6.º De la magnésie.

Analyse par l'évaporation.

Deux myriagrammes, ou 40 liv. 13 onces 5 gros 55 gr. d'eau sulfureuse de Cambo, convenablement évaporée, et comme il a été dit pour les Eaux bonnes, ont fourni une

---

(*) J'attribue cette différence à ce que la source se mélange avec l'eau de la Nive, si près de son bassin.

masse saline d'un gris-blanc. Cette masse pesait 10 gros 30 grains.

Analyse de la masse saline.

Par l'action de l'alcool, ce résidu a perdu 20 grains ; c'était du muriate de magnésie un peu coloré.

Par l'eau distillée froide, 3 gros ; c'était du sulfate de magnésie.

Par l'eau distillée en ébullition, 6 gros 28 grains, reconnu pour du sulfate de chaux.

Enfin il est resté sur le filtre 54 gr. d'un résidu insoluble qui, traité par l'acide sulfurique, m'a prouvé que c'était du carbonate de chaux, mêlé d'un peu de soufre et de silice.

D'après les principes offerts par l'analyse des eaux sulfureuses de Cambo, la quantité déjà indiquée de cette source a donné, outre le gaz hydrogène sulfuré et l'acide carbonique :

	Gros.	Grains.
1.º Muriate de magnésie. . . .	0	19
2.º Sulfate de magnésie.	2	68
3.º Sulfate de chaux.	6	25
4.º Carbonate de chaux. . . : .	0	49
	10	17

	Gros.	Grains.
D'autre part.	10	17
5º. Soufre.	o	3
6.º Silice.	o	2
7.º Perte provenant en partie de la matière végeto-animale.	o	8
	10	30

Propriétés médicales.

Comme toutes les eaux sulfureuses, les eaux minérales de Cambo jouissent évidemment des mêmes propriétés ; cependant on ne peut attribuer à ces sources que des vertus relatives aux gaz qu'elles contiennent, à la chaleur qu'elles présentent, et sur-tout à la facilité qu'elles ont de se mêler aux eaux de la Nive, qui contenant, par elles-mêmes, beaucoup plus de sulfate de magnésie, de sulfate et de carbonate de chaux, doivent les rendre plus laxatives ; aussi remarquons-nous que plus les eaux sont gazeuses, plus elles constipent.

EAUX FERRUGINEUSES DE CAMBO.

ME voilà insensiblement parvenu à cette source abondante, la seule qui soit connue dans les Basses-Pyrénées, source qui est située sur le bord de la rive gauche de la Nive, au pied de cette montagne que nous avons appelée Baygory. Dans les tems très-pluvieux, cette source est assez souvent couverte par les débordemens de cette rivière; mais comme la saison propre à son emploi peut en favoriser l'usage sans le moindre mélange, nous passerons sur cet inconvénient, qui, d'ailleurs n'est jamais que momentané, l'élévation de son réservoir étant d'un mètre 624 millimètres, ou 5 pieds au-dessus de la Nive.

Qualités physiques.

L'eau ferrugineuse de Cambo est éloignée de deux cents pas environ de l'eau sulfureuse. Elle sort claire de sa source. Lorsqu'on a boit, elle imprime sur la langue une saveur douceâtre, légèrement astringente. Sa température est de 13 degrés et demi, lorsque l'atmosphère est à 12 ; sa pesanteur spécifique, comparée à l'eau distillée, est d'environ 8 centigr., un grain et demi par 30 grammes, une once, à-peu-près 22 grains par livre d'eau. L'aréomètre a marqué zéro.

Cette eau exposée à l'air libre, ainsi qu'à la lumière, dans des bouteilles bien fermées, et au plus petit degré de chaleur, se décompose ; alors sa transparence est troublée par des flocons glaireux et jaunâtres qui nagent dans ce fluide, de même que par un précipité ocreux qu'elle dépose, et qui n'est dû qu'à la fixation de l'oxigène provenant de l'air atmosphérique qui, se combinant au minéralisateur, se précipite avec lui sous la forme d'un dépôt insoluble, que nous nommerons oxide de fer carbonaté. Ce phénomène passé, cette eau reprend sa limpidité, mais alors elle a perdu presque toutes ses vertus.

Analyse par la distillation.

Procédant à la distillation, et d'après les procédés déjà indiqués, cette eau a fourni par kilogramme un grain et demi à-peu-près de carbonate calcaire, correspondant à deux pouces et un quart cubes d'acide carbonique.

Analyse par les réactifs.

1.º La teinture aqueuse de tournesol, un peu étendu d'eau, a été rougie.

2.º L'alcool gallique a donné à la liqueur une couleur vineuse et un précipité purpurin.

3.º La teinture de violettes a été verdie.

4º. Le savon a été parfaitement dissous dans cette eau.

5º. L'eau de chaux a précipité une substance ocreuse, qui m'a paru être de l'oxide de fer jaune.

6.º La potasse caustique a fourni un précipité peu abondant.

7.º L'ammoniaque caustique a fourni un précipité rare, de couleur ocreuse, après quelques heures.

8.º L'acide sulfurique, nitreux et muriatique oxigéné, n'ont déterminé aucuns changemens.

9.º Le carbonate de potasse a donné un précipité léger.

10º. Le nitrate de mercure a fourni un précipité jaune, rare, difficile à obtenir.

11.º Le nitrate d'argent a donné un précipité ardoisé.

12°. Le muriate de baryte a fourni un précipité blanc, presque insoluble.

13.º L'oxalaque d'ammoniaque a aussi fourni un précipité blanc, très-rare, lent à se former, soluble dans l'acide nitrique.

14.º Le prussiate de potasse, ou mieux celui de chaux, à l'aide de l'acide nitreux, ont coloré l'eau en bleu.

D'après l'action des réactifs sur l'eau ferrugineuse de Cambo, cette eau nous offre pour principes constituans :

1.º Du fer.

2.º De la chaux.

3.º De la magnésie.

4.º De l'acide carbonique.

5.º De l'acide sulfurique.

6.º De l'adide muriatique.

Analyse par l'évaporation.

Deux myriagrammes d'eau ferrugineuse de Cambo, convenablement évaporée, ont présenté les phénomènes suivans.

Cette eau, à peine exposée à l'action du feu, a dégagé quelques bulles d'air, qui venaient se perdre sur les bords du vaisseau évaporatoire (*). Bientôt après elle s'est troublée, et a présenté, pendant l'ébullition, les couleurs de l'iris, puis une pellicule qui s'est longtems soutenue, et qui s'est précipitée sous la forme d'un dépôt jaunâtre. Cette évaporation continuée jusqu'à siccité, a produit un résidu salin d'une couleur brune, du poids de 60 grains.

Analyse du résidu salin.

1.° Ces 60 grains de résidu traités par l'alcool rectifié, ont perdu 15 grains. Cette solution a donné une matière jaunâtre, amère, qui a fourni du muriate de magnésie, 10 gr., du muriate calcaire, 4 grains.

2.° Les 45 grains soumis à l'action de l'eau distillée froide, y ont perdu 11 gr. Cette solution a produit du muriate de soude, 8 gr., muriate de fer, 2.

3.° Les 34 restans ayant bouilli dans 500 parties d'eau distillée, ont perdu 4 gr. C'était du sulfate de chaux.

4.° Ayant exposé aux rayons du soleil les

____

(*) C'était de l'acide carbonique qui servait de dissolvant au fer.

3o grains du résidu préalablement humecté, ce résidu a pris une intensité de couleur plus foncée. Dans cet état, je l'ai fait digérer dans du vinaigre distillé; il s'est fait sur-le-champ une effervescence très-marquée. Cette solution a fourni de l'acétate calcaire, qui, par sa décomposition, nous a offert du carbonate de chaux, 10 grains.

5°. Enfin, les 19 grains de résidu restant des opérations précédentes, ayant été soumis à l'action de l'acide muriatique, après leur presqu'entière dissolution, ont laissé un précipité insoluble, qui, lavé et séché, pesait 3 grains. C'était de la silice. Quant au premier produit, le prussiate de chaux en a précipité le fer.

D'après ces données, deux myriagrammes d'eau ferrugineuse de Cambo contiennent, outre le gaz acide carbonique :

		Gros.	Grains.
1.°	Muriate de magnésie. . . .	o	10
2.°	Muriate calcaire.	o	4
3.°	Muriate de soude.	o	8
4.°	Muriate de fer.	o	2
5.°	Sulfate de chaux.	o	4
		o	28

6.°

	Gros.	Grains.
Ci-contre. · . . .	o	28
6.º Carbonate de chaux.	o	10
7.º Carbonate de fer.	o	14
8.º Silice.	o	3
9.º Perte provenant en partie de la matière végéto-animale. . . .	o	5
	o	6o

Propriétés médicales.

Outre la plupart des propriétés que nous avons reconnues et rapportées aux eaux sulfureuses, comme d'être apéritives, fortifiantes, de convenir dans les pâles couleurs, dans les fièvres intermittentes, de servir particulièrement de véhicule aux médicamens propres à les combattre, ou qui seraient sans effet sans leur secours, les eaux ferrugineuses de Cambo sont recommandées pour favoriser le flux du sang, détruire les engorgemens pituiteux, rétablir les fonctions de l'estomac. On les employera utilement dans les hémorroïdes aveugles ou varices, qu'elles peuvent résoudre, dans les fluxions de la matrice, comme dans la leuchorée ou fleurs blanches, ainsi que dans les écoulemens aigus ou chroniques du canal de l'urètre; dans les affections hypocondriaques, où il y a chaleur d'entrailles, obstructions des viscères abdominaux; dans les maladies des premières voies, comme dans l'anorexie, ou défaut d'appétit; dans l'ardeur d'estomac, maladie qui dépend presque toujours de l'usage inconsidéré des alimens gras dans un estomac faible; il en sera de même dans la cardialgie, ou douleur violente de ce viscère; dans les coliques venteuses, que ces eaux soient prises à leurs sources sans addition, ou qu'on y ajoute quelques substances appropriées; dans les coliques par métastase fébrile, ou par ulcération du canal intestinal; dans les affections histériques; dans les vomissemens ou nausées qui proviennent d'un mouvement spasmodique ou nerveux de l'estomac et des intestins; alors l'air fixe que contiennent ces eaux agit souvent de la manière la plus prompte.

Dans la diarrhée, on en obtiendra encore les plus heureux succès, sur-tout si cette maladie a pour cause un trop grand relâchement des intestins; il en sera de même dans la dyssenterie, si l'on a à combattre un sentiment de chaleur âcre et mordicant, accompagné de fièvre liée avec le flux du ventre, où qui ne cesse qu'avec lui.

Tels sont les effets que l'on doit attendre des eaux minérales de la vallée d'Ossau, de celles de Cambo, près Bayonne ; tel est le résultat de longues recherches et de soins multipliés. Si je ne suis point entré dans de plus grands détails pour développer ou mieux établir la série des propriétés de ces eaux, c'est que j'ai eu en vue de donner suite à ce travail par celui des Hautes-Pyrénées ; alors je resserrerai dans un même cadre non-seulement tous les produits qu'elles m'ont offert, mais encore j'offrirai au lecteur le tableau général de leurs propriétés, en distinguant les circonstances où ces propriétés seront douteuses, d'avec celles où ces eaux ne pourront s'appliquer ou être employées sans danger. Ainsi je me suis restreint, dans ce premier exposé, à appuyer sur les méthodes analytiques et les procédés chimiques , trop convaincu de leur utilité, pour ne pas desirer qu'on les répète après moi.

Ici se terminent mes recherches sur les eaux minérales des Basses-Pyrénées ; puisse ce faible travail inspirer à nos savans médecins et chimistes une idée avantageuse de mes

efforts et de mon goût pour la science médicale ; offrir au département des Basses-Pyrénées un gage de l'intérêt que j'attache aux
etablissemens précieux qu'il renferme, et
donner au public une preuve non équivoque
de mon zèle constant pour le soulagement
de l'humanité souffrante.

*Fin de l'analyse des Eaux thermales de
la vallée d'Ossau et de sa minéralogie.*

POUMIER, *docteur-médecin.*

EAUX

MINÉRALES ET THERMALES

DES

HAUTES-PYRÉNÉES.

AVERTISSEMENT.

Entraîné par un premier succès, et ayant annoncé dans mon travail des Basses-Pyrénées, de réaliser bientôt celui, déjà si avancé, des sources minérales des Hautes-Pyrénées; me croyant d'ailleurs assez pourvu de documens, je me hasarde à le produire, quoique bien convaincu qu'il reste encore beaucoup à faire, n'ayant pas eu, comme pour les eaux thermales des Basses-Pyrénées, le tems de répéter aussi souvent mes expériences, si nécessaires dans ces sortes d'analyses, afin d'établir, si je puis m'exprimer ainsi, le minutieux des observations comme des résultats, mais comme il m'a paru essentiellement utile de fixer l'opinion des médecins et du public sur ces différentes sources minérales, dont la réputation est si généralement établie, qu'il est important de faire disparaître, des ouvrages même modernes, ces recettes hasardées et spéculatives, qui n'induisent qu'en erreur ceux qui se soumettent à leur usage, comme, par exemple, de composer des eaux de Barèges, etc., *d'huile de pétrole, d'un savon* *minéral bitumineux*, etc., qu'il est honteux pour la science, et principalement pour la médecine raisonnée, de laisser plus long-tems de telles méprises subsister, puisqu'elles peuvent avoir des conséquences graves, quoique l'on ne manque pas d'attribuer à ces sortes de compositions des propriétés merveilleuses (*), nous avons cru devoir, au risque de quelques imperfections, nous hâter de signaler de telles conséquences, en rectifiant, par un travail de longues années, tout ce qui a été dit et fait jusqu'ici sur une telle matière, bien persuadé qu'on nous saura gré de notre dévouement.

(*) J'avoue, et je suis fondé à le dire, que certaines eaux minérales factices sont de ces médicamens dont la médecine peut tirer aujourd'hui quelques avantages; mais qu'il s'en faut que ces eaux approchent en propriété de celles de nos sources minérales naturelles, elles qui sortent à peine de l'enfance pour être bien analysées.

ANALYSE CHIMIQUE

DES

EAUX MINÉRALES ET THERMALES

DE BAREGES ; DE SAINT-SAUVEUR, DE CAUTE-
RÈS, DE BAGNERES-DE-LUCHON, BAGNERES-
ADOUR, DE LABASSERE ET DE CAPVERN.

En 1760, plusieurs ouvrages périodiques ont parlé de ces Eaux, toujours vantées à l'excès, sujet d'un œuvre admirable pour la postérité, a dit dans son *histoire de Foix, Béarn et Navarre*, M. Olhagaray. Le Journal des savans et autres journaux ont tour à tour donné à ces eaux des vertus sublimes, miraculeuses même, qu'ils ont attribuées à toutes les eaux minérales des Pyrénées ; et sans s'occuper avec la même ardeur des cas où ces eaux devenaient par fois nuisibles ou douteuses dans leurs effets, les médecins de ce tems, faute, sans doute, de connaître assez le domaine de la chimie pneumatique, se sont contentés d'appliquer leur expérience à celle de leurs prédécesseurs ; ainsi ce que n'a pu établir la science de l'analyse pour guider le médecin dans le traitement des maladies, et le conduire à des résultats prévus ou moins équivoques, a été remplacé par ces connaissances que de longues années ont accréditées ; connaissances précieuses sans doute, mais qui ne sont point exemptes d'erreurs et de préjugés.

« J'ai trouvé, dit Montaigne, mal fondés » et faux les bruits des opérations miracu- » leuses qui se sèment aux lieux des eaux mi- » nérales, et qui s'y croyent (comme le monde » va se piquant aisément de ce qu'il desire) » sur la foi de ceux qui vont bastelant et ba- » guenaudant à nos dépens. » Ces reproches assez mérités prouvent combien on doit se méfier du faux enthousiasme, de l'ignorance sur-tout, sœur de la superstition et du mensonge. Il y a tant de gens, en effet, qui se mêlent de la médecine sans en connaître à peine les premiers élémens, qu'il n'est pas surprenant que les erreurs se succèdent ou se propagent. Quand pourrons-nous donc espérer un travail assez complet sur cette partie ? Il serait glorieux de l'entreprendre ; mais appartient-il à un seul homme, s'il n'est doué d'une fortune assez considérable, d'un état indépendant, d'y prétendre ? Voilà pourtant ce qui manque à la science médicale, à la médecine pratique. On analyse bien partout ; on veut bien se rendre compte de tout, mais souvent trop légèrement. L'idée de produire un ouvrage embellit subitement la pensée ; d'après cela, que d'observations restent en arrière, que de phénomènes inappréciés, que d'hypothèses, que de choses enfin ne sont pas approfondies ! Il n'en est que trop souvent ainsi de l'analyse des eaux minérales, qui, pour la plupart, se font à la hâte, dans la casserole du premier cuisinier, comme j'ai pu m'en convaincre pendant mon séjour à Bagnères ; et jusqu'à ce que de nouveaux faits viennent nous éclairer, il se passe des années, des siècles avant de connaître la vérité. Pour obvier à tant d'inconvéniens, quant à la partie des eaux minérales sur-tout, qui intéressent si vivement le bien public, nous pensons qu'un gouvernement prospère, aussi actif, aussi prévoyant que le nôtre, aussi généreux qu'il est puissant, protecteur des sciences, ami des hommes, réalisera bientôt ce grand œuvre, savoir l'*analyse générale des eaux minérales de l'empire,*

soit en nommant , comme sous le règne de
Henri IV , des surintendans généraux et intendans qui seraient chargés , non-seulement
de la haute surveillance des eaux , bains et
fontaines minérales et médicales de l'empire ,
de recueillir tous les faits pratiques bien avé-
rés , mais encore d'analyser eux-mêmes tous
ces grands réservoirs secrets de la nature , si
dignes de leur émulation et de la science. Enfin , pour bien analyser , il faut revenir sur
ce travail dans les diverses saisons. On doit
apprécier cette conséquence , pour ne pas l'en-
freindre ; sans quoi , il faut l'avouer , il ne peut
y avoir d'analyses vraiment exactes , vraiment
satisfaisantes , vraiment utiles ; les eaux plu-
viales ou autres pouvant se mêler , dans certains tems de l'année , à ces sources , dont
elles altèrent la pureté. Si donc ce projet d'a-
mélioration pouvait devenir , pour le gouvernement , d'un intérêt assez majeur , et qu'il
fût exécuté , on tirerait encore un avantage
d'autant plus grand de ces fonctionnaires expé-
rimentés , qu'ils s'occuperaient , en même tems
et sans relâche , de la découverte des mines
et de leur exploitation ; qu'ils rectifieraient ,
pour ce qui regarde l'industrie , la statistique
de ces départemens éloignés , amélioreraient

les produits de ces contrées riches en tout genre, dont les habitans inhabiles ne connaissent ni les avantages ni les ressources ; enfin tout ce qui deviendrait utile à l'état, aux sciences, aux arts et à l'humanité, serait de leur ressort.

Ce fut, comme je l'ai annoncé, sous le règne de Henri IV, par ses édits et lettres patentes du mois de mai 1603, et que Louis XIV, Louis XV et Louis XVI ont confirmés, que les premiers surintendans-généraux, intendans, directeurs et inspecteurs furent nommés. Nous devons aux savans médecins de ces tems, et à ceux qui les ont si dignement remplacés, comme à MM. *Chicogneau, Senac et Bordeu*, les premiers élans de cet amour vraiment chimique pour l'analyse desdites eaux ; mais c'est sur-tout au célèbre *Venel*, professeur de l'université de Montpellier, qui, le premier, a rendu les gaz coërcibles, que nous devons sur ces sources une analyse d'autant plus remarquable qu'elle a servi de base à celles qui se sont succédées. *Montau, Rouelle, Bayen, Pages*, de Vic, *Campardon* les ont de même analysées, et tous ces habiles chimistes, observateurs de la nature, ont démontré que les

eaux minérales des Hautes-Pyrénées, Barèges,
par exemple, leur avaient offert, à la première
inspection, une odeur d'œufs couvés, des
glaires blanchâtres, nageant dans cette eau
ou déposées sur le bord des bassins, ce qui
lui donnait, disaient-ils, une qualité grasse,
onctueuse, bitumineuse, conséquemment un
goût balsamique et bitumineux; d'où ils in-
féraient que les eaux minérales devaient jouir
éminemment des vertus analogues à leurs
qualités physiques, comme d'être fondantes,
savonneuses, balsamiques et diurétiques,
parce qu'elles se composaient, d'après leur
rapport, d'un esprit minéral qu'ils attri-
buaient à la combinaison de l'huile de pétrole avec cette même matière grasse, bitumineuse, unie au natrum et à un hépar sulfuréo terreux. C'est ainsi qu'*Alphonse le Roi*,
dans l'extrait d'un mémoire qu'il lut à la faculté de médecine de Paris, le 15 avril 1778,
proposait, pour imiter les eaux de Barèges,
de les composer d'huile de pétrole, d'autrefois de succin, d'alkali volatil fluor, d'alkali
minéral, composition (*) qu'il appelait alors

(*) Peut-on croire que dans un manuel de chimie moderne, l'on propose de se servir de ce moyen, même

savon minéral; plus, de combiner un tiers de magnésie et deux tiers de soufre lavé et bien séché. Après avoir uni, par un mélange convenable, et ledit savon minéral et la poudre, à raison de deux grains par pinte, le savon à raison d'une goutte, on mettait le mélange dans un matras, dans lequel on ajoutait une pinte d'eau bouillante, et en douze secondes l'eau minérale était faite. Est ce ainsi qu'agit la nature?

M. *Alphonse le Roy* ajoutait que c'était cette matière savonneuse qui enchaînait dans les eaux de Barèges l'hépar sulfuréo terreux; que c'était par elle que ces eaux, lorsque leur principe volatil était dissipé, conservaient encore leur odeur; qu'elles agissaient et par ces deux principes, et par la chaleur qui les mettait en action.

Quant à nous, tout en rapportant fidèlement ce qui a été dit et fait sur la nature de ces eaux, nous ne pouvons nous défendre d'affirmer que les eaux minérales dont nous allons présenter l'analyse, sortent claires de

---

dans un établissement déjà fameux par ses bains factices, où l'on avoue cependant l'inexactitude du procédé décrit ici.

leurs sources ; que les unes, comme celles de Bonnes (*), laissent appercevoir un léger sédiment qui bientôt se dépose, et que nous avons reconnu pour être une terre siliceuse, calcaire ou gypseuse ; que si l'on rencontre dans certains réservoirs des glaires en assez grande quantité, que l'on a prises pour une substance bitumineuse, huileuse ou savonneuse, ces glaires ne peuvent donner de qualité aux eaux, puisqu'elles annoncent, au contraire, leur décomposition ; que ces eaux, au surplus, ne déposent de matière glaireuse, calcaire, siliceuse, gypseuse ou sulfureuse, que parce que l'action de l'air les frappe sans cesse, les décompose, use leur calorique, en absorbe les principes gazeux minéralisateurs ; qu'ainsi ce n'est qu'au détriment de la qualité de ces eaux, et comme nous venons de l'exposer, que l'on trouve à leur surface ou au fond des bassins tous ces débris qui paraissent, au premier aspect, les constituer, mais qui ne sont eux-mêmes que la preuve irréfragable de leur décomposition, comme on voit et rencontre par-tout les squelettes des animaux, le détritus des plantes,

____

(*) La source dite *la Vieille* principalement.

les

les scories des métaux , etc. Pour ce qui est de la qualité grasse, onctueuse qu'on attribue à ces eaux , elles ne jouissent pas davantage de cette propriété que toute autre (*). L'eau chaude, qu'on le remarque bien , paraît onctueuse aussi , soit parce qu'elle détache de de la peau le mucus adipeux résultant de la transpiration , soit que le degré de chaleur qui lui est communiqué lui donne cette qualité. Pénétré de ces vérités , qui me paraissent appuyées de preuves , et pour obvier à la perte constante que les eaux minérales éprouvent, même à leur source , nous pensons que pour en posséder toujours d'également bonnes , il faudrait les renfermer et les concentrer de manière à les priver du contact de l'air. Ces sources ainsi établies , dans un réservoir étroit, cylindrique, devant prendre leur niveau , seraient surmontées d'un dôme en forme de chapiteau , puis entourées d'une double muraille , à travers laquelle sortirait , à la base , un tube conducteur qui servirait non-seulement à leur écoulement surabondant, mais offrirait encore aux malades un

---

(*) Toutes les eaux stagnantes , et même celles qui ont un écoulement assez facile , fournissent de ces glaires.

avantage d'autant plus réel qu'ils boiraient de ces eaux avec une très-grande partie de leurs principes gazeux. La résistance qu'offrirait la colonne d'eau à ces gaz les mettant plus en contact, doit nous servir de preuves.

EAUX DE BAREGES.

Barèges, à quatre lieues de Bagnères, et à sept de Tarbes, dans les Hautes-Pyrénées, route de Lourde, Pierrefite et Luz, possède un vallon qui renferme six sources d'eaux minérales, et plusieurs autres dont on tirerait le plus grand parti si on voulait les utiliser, ou pour mieux dire dix bains (*). La sollicitude éclairée de M. de Chazal, baron de l'empire, officier de la légion d'honneur et préfet de ce département, nous en offre aujourd'hui deux de plus et des plus chauds. Ces bains proviennent de la grande douche à laquelle M. de Chazal a fait adapter une pompe dont l'utilité est des plus inappréciable. Outre ces douze bains, il y a trois douches; une sert à la boisson, vu son peu d'élévation. Leurs trop pleins, les eaux des

____

(*) Voyez les observations faites dans les Pyrénées, par Ramond.

vidanges et un filet d'eau vierge alimentent encore deux piscines d'une belle construction, dont chacune peut contenir quinze à vingt malades ; l'une a une douche. Ces sources sourdent du marbre, elles se perdent entre des marbres et des granits roulés; enfin chaque source porte une dénomination différente et divers degrés de chaleur.

Au thermomètre de Réaumur.

	Degrés.
Première douche. Deux cuves. . .	36
Deuxième.	$35 \frac{1}{4}$
Troisième.	$35 \frac{1}{2}$
Bains de Polard, plusieurs cuves. .	$29 \frac{1}{2}$
Bain du fond.	3o
Bain de l'entrée.	29
Bain de la Chapelle ou la grotte. .	26
Le grand bain, ou bain royal, dit le pavillon, plusieurs cuves. .	25
Première piscine.	29
Deuxième piscine.	28

	Pieds cubes.
Produit de toutes ces sources en vingt-quatre heures.	$4,620 \frac{24}{99}$

De toutes ces sources, celles destinées aux bains servent rarement à la boisson ; il faut les faire réfroidir pour les boire : il en est de même des douches qui ne servent qu'à cet usage.

L'eau de ces différentes sources varie peu. M. le baron de Chazal a cependant remarqué que les bains de la Chapelle et du Pavillon se sont un peu réfroidis, quoique les sources qui fournissent à ces bains ne varient jamais pour le volume.

Qualités physiques.

La source dite *Royale* étant, par son ancienneté, la plus renommée, je me contenterai d'analyser celle-ci ; l'emploi des réactifs ayant offert sur les autres les mêmes résultats.

L'eau royale est claire, limpide ; elle répand une odeur d'œufs couvis, et charie des glaires qui se déposent sur le bord des bassins, enduisent les cuves et les pavés des bains ; sur lesquels on trouve, comme dans toutes les eaux minérales exposées au contact de l'air, un dépôt sulfureux et calcaire, uni à une substance végéto-animale. Cette eau est douce au goût, passe assez vîte, procure à toute l'habitude du corps de la souplesse, et par fois une transpiration spontanée (*),

____

(*) On a cru que c'était une qualité particulière dont

ce qui ne peut être attribué qu'à l'idiosyncrasie de la personne qui en fait usage, comme à l'exercice qu'on a pu se donner avant d'arriver à la source, ou même à celui que l'on prend pendant que l'estomac les digère.

Au thermomètre de Réaumur, l'eau royale, avons-nous dit, a marqué 25 degrés; l'atmosphère était alors à 22; sa pesanteur spécifique, comparée à l'eau distillée, a fourni 16 grains par livre de plus à la même température, et à l'aréomètre elle a marqué zéro.

Des glaires.

Les glaires des différentes sources de Barèges m'ayant présenté à l'analyse les mêmes résultats que les glaires recueillies aux Eaux bonnes et chaudes, je renvoie à la page 25 pour en connaître les détails; il en sera de même de la chaleur appliquée à ces eaux ou de sa privation subite, ainsi que de l'action de l'air atmosphérique, qui tendent sans cesse à les décomposer. Voyez page 15.

---

jouissaient spécialement ces eaux. Cela serait si toutes les personnes qui en font usage en éprouvaient les mêmes effets.

Analyse par les réactifs.

Ayant suivi pour l'emploi des réactifs la même marche que pour les eaux minérales des Basses-Pyrénées, devant éviter les répétitions , nous assurons que nous n'avons trouvé de différence que celles ci-après. Voyez page 16.

1.º La couleur bleue des végétaux a été promptement verdie.

2.º L'acide sulfurique a offert un précipité insensible, et quelques bulles d'air qui ont augmenté sensiblement l'odeur hépatique. Dans cet état, l'eau a été sensiblement troublée.

3.º L'acide nitreux rutilant a produit les mêmes phénomènes. Après vingt-quatre heures , cette eau a fourni un précipité plus marqué. Quelques bulles échappées du fond du vaisseau ont aussi augmenté son odeur sulfureuse.

4.º Le nitrate de mercure liquide , ainsi que toutes les dissolutions métalliques, ont donné des précipités plus foncés ; celui de mercure était presque noir ; il en a été de même de la solution d'acétate de plomb et de celle de sulfate de fer.

Analyse par la distillation à la Cornue.

Trois kilogrammes de cette eau, dont j'ai fait passer les gaz qu'elle contenait dans l'eau de chaux et l'acétate de plomb liquide, a donné par chaque kilogramme trois grains de carbonate calcaire, correspondant à 4 pouces $\frac{1}{3}$ cubes d'acide carbonique, et 12 grains d'hydro - sulfure de plomb oxidé, ou 6 pouces $\frac{1}{4}$ cubes de gaz hydrogène sulfuré.

D'après l'action des réactifs.

L'eau royale de Barèges paraît contenir, outre l'acide carbonique et le gaz hydrogène sulfuré :

1.º De l'acide sulfurique.
2.º De l'acide muriatique.
3.º De la chaux.
4.º De la magnésie.

Examen du gaz.

Mêmes produits que pour l'Eau bonne. Voyez page 19.

Analyse par l'évaporation.

Deux myriagram. , 40 liv. 13 onces 5 gros

55 grains d'eau de la source royale, évaporée convenablement et jusqu'à siccité, a fourni un résidu d'un gris sale, en partie lamelleux, du poids d'un gros 46 gr.

Analyse du résidu salin.

1.° Ce résidu, traité par l'alcool à 38 degrés, a perdu 10 grains.

2°. Par l'eau distillée froide, 40 grains.

3.° Par la même eau bouillante, 44 grains.

4.° Il est resté, après ces diverses opérations, un résidu insoluble, du poids de 24 gr., qui, traité par l'acide sulfurique, nous a prouvé qu'il contenait du carbonate de chaux, mêlé d'un peu de soufre et de silice.

D'après les principes offerts par l'analyse de l'eau royale de Barèges, nous concluons qu'elle contient, par 40 liv. 13 onces 5 gros 55 grains :

	Gros.	Grains.
1.° Muriate de magnésie desséché.	0	10
2.° Muriate de soude.	0	11
3.° Sulfate de magnésie.	0	26
4.° Sulfate de chaux.	0	42
	1	29

(73)

	Gros.	Grains.
Ci-contre.	1	29
5.º Carbonate de chaux.	o	18
6.ᵉ Soufre.	o	3
7.º Silice.	o	4
8.º Matière végéto - animale, quantité inappréciable.		
9.ᵉ Perte.	o	4
Total.	1	46

Propriétés médicales.

Les eaux de Barèges, dite la source royale, sont comme celles de Bonnes, et de Saint-Sauveur, dont nous parlerons successivement ; elles sont recommandables dans la phthysie pulmonaire, du moins accorde-t-on aux eaux Bonnes cette qualité par excellence. Convenons pourtant que toutes les eaux sulfureuses de même nature ne peuvent manquer de produire les mêmes effets, sur-tout si, en les indiquant à propos, on a soin de ne pas négliger de les combiner, tantôt au lait, tantôt à des décoctions ou infusions mucilagineuses, etc.

SAINT-SAUVEUR.

A un quart de lieue de Luz, petite ville très-ancienne, de l'autre côté du Gave (*), apparaît, au fond de son charmant vallon, sur la crête des hautes montagnes, l'établissement de Saint-Sauveur, dont les bains peuvent être considérés comme auxiliaires de ceux de Barèges, ne différant entr'eux que par le degré de chaleur.

Saint-Sauveur se ressent peu de l'hiver. Cet avantage est inappréciable pour les établissemens voisins, dont il prolonge la durée.

Nous l'avons dit, c'est sur l'une de ces hautes montagnes que se trouve la principale source qui fournit aux bains, et que l'on fait descendre par des conduits de bois jusques sur la belle terrasse où ils sont établis. Deux autres sources se découvrent encore sur les hauteurs, et une troisième appartient à M. Lacrampe.

De toutes ces sources, la principale est celle qui a fixé mon attention. Elle a 28 de-

(*) M. de Chazal a fait construire un nouveau pont sur cette rivière, ce qui permet aux voitures d'y passer.

grés de chaleur, produit 2 à 3 pouces cubes. Jadis cette source fournissait à onze baignoires ; elle en donne aujourd'hui quatorze et une douche, bienfait de M. le baron de Chazal.

Saint-Sauveur n'a point de piscine ; cependant on pourrait utiliser les eaux qui se perdent du trop plein. Alors cet établissement ne laisserait plus rien à désirer, étant par lui-même très-propre, et les ressources des localités bien établies.

Analyse par les réactifs.

Les réactifs appliqués à cette source ayant donné les mêmes résultats que pour les eaux de Barèges, nous renvoyons nos lecteurs à cet article, page 70 ; cependant nous observerons que les précipités obtenus ont été plus rares ou moins abondans. Au surplus, même pesanteur spécifique, même degré à l'aréomètre, même limpidité, même goût, même odeur, même gaz, mêmes glaires, même décomposition à l'air libre et même dépôt.

Analyse par l'évaporation.

Deux myriagrammes d'eau de la source de

Saint-Sauveur, évaporée jusqu'à siccité, a produit un résidu du poids d'un gros 25 grains.

Analyse du résidu salin.

Par l'action de l'alcool, ce résidu a perdu 8 grains.

Par l'eau distillée froide, 34 grains.

Par la même, bouillante, 40 gr.

Il est resté un résidu insoluble, du poids de 15 grains, lequel soumis encore à l'action de l'acide sulfurique, a démontré que c'était du carbonate de chaux, mêlé de soufre et de silice.

Résultats.

Outre 7 pouces cubes à-peu-près de gaz hydrogène sulfuré, et 4 pouces $\frac{1}{2}$ cubes d'acide carbonique obtenu par kilogramme de cette source minérale, 2 myriagrammes de cette eau ont produit :

	Gros.	Grains.
1.° Muriate de magnésie desséché.	o	8
2.° Muriate de soude.	o	9
3.° Sulfate de magnésie. . . .	o	22
	o	39

	Gros.	Grains.
Ci-contre.	o	39
4.º Sulfate de chaux.	o	38
5.º Carbonate de chaux. . . .	o	9 $\frac{1}{3}$
6º. Soufre.	o	3 $\frac{1}{2}$
7.º Silice.	o	2
8.º Perte	o	5
Total.	1	25

Propriétés médicales.

Nous l'avons annoncé, les propriétés médicales des eaux de Saint-Sauveur offriront les mêmes résultats que celles de Bonnes et de la source royale de Barèges. Nous renvoyons donc pour de plus amples details aux propriétés générales qui se trouvent à la fin de cet ouvrage.

CAUTERÈS.

Cauterès, bourg charmant, à sept lieues environ de Barèges, est situé dans un vallon formé par de hautes montagnes. C'est aux soins paternels et vigilans de M. le baron de Chazal, préfet, que nous devons l'augmentation du nombre des habitans dont ce bourg s'enrichit chaque jour, ainsi que des res-sources qui y abondent.

Cauterès possède plusieurs sources d'eaux minérales, au nombre desquelles trois appar-tiennent à des particuliers, savoir Canarie, Pause et Lepré; les autres sources appelées de la Raillière, du Bois, Mahourat, de Bayard et des OEufs, au midi du bourg; celles de César et des Espagnols, à l'orient, sont à la vallée.

Les sources situées au levant, comme Ca-narie, Pause, César et des Espagnols sont élevées, d'après Ramond, de 400 pieds cubes au-dessus de toute habitation.

Les bains de Canarie, dits Bruzaud, dont la chaleur est de 31 degrés $\frac{1}{3}$, sont entrete-nus par deux sources appelées, l'une, *la Source d'amour*, qui produit 528 pieds cu-bes par vingt-quatre heures ; l'autre, *la Grande Source*, dont on n'a pu mesurer le produit. Elles alimentaient ensemble onze baignoires : aujourd'hui ces sources étant mieux aménagées, mieux servies, fournis-sent à une buvette, une douche et possèdent quatorze bains.

Pause, 36 degrés $\frac{1}{2}$, 352 pieds cubes de produit, fournissait à six baignoires. Le même soin, le même ordre, régénérés sous les auspices de M. le préfet, en ont doublé les ressources ; ainsi Pause donne, au lieu de six baignoires, douze ; plus, une buvette et une douche variée en hauteur.

César, 38 degrés $\frac{1}{4}$ de chaleur, 1056 pieds cubes en vingt-quatre heures de produit, donnait autrefois trois baignoires ; aujourd'hui César a une douche, deux cabinets de bains avec des baignoires de marbre.

La source des Espagnols, 38 degrés, 3168 pieds cubes, d'après Ramond, conséquemment l'une des plus abondantes, n'alimentait naguères qu'une infâme piscine, elle qui aurait pu fournir à plusieurs baignoires et douches ; aujourd'hui, le zèle qui supplée à tous les moyens, la nécessité de régénérer ont métamorphosé ce cloaque en une belle douche, un bain de vapeur et un bain chaud, que l'on prend dans une superbe baignoire en serpentine, et en un cabinet de repos des plus propres. Grâces soient encore rendues au premier magistrat de ce département (*).

(*) Il est à désirer qu'on utilise, comme on se le propose, les eaux qui se perdent du trop plein ; car quoiqu'elles se réfroidissent sensiblement dans leur chûte, elles conservent encore assez de chaleur et de propriétés pour

Comme on le voit, Cauterès, par la grande abondance de ses eaux, est dans la position la plus favorable pour augmenter ses ressources. Si l'on ajoute à ces avantages, que son climat est plus doux qu'à Barèges, que ses eaux sont les mêmes, son sol plus fertile, sa situation moins exposée, on sentira la nécessité de réclamer en sa faveur pour un établissement plus considérable, ces bains pouvant rivaliser avec tous ceux du premier rang.

SOURCE DE LA RAILLERE.

A la droite du bourg de Cauterès, en avançant sur des collines, au sud-ouest, on trouve, à un petit quart de lieue et sur les bords du Gave, une autre source, celle de la Raillère. La facilité de pouvoir s'y rendre et d'y aller puiser de l'eau, a sans doute fait naître au duc de Richelieu l'idée heureuse d'y commencer un établissement, ce qu'il a fait pendant qu'il avait le commandement de la province ; mais M. le baron de Chazal, qui ne laisse rien échapper lorsqu'il s'agit de l'utilité publique,

---

être employées à de nouveaux bains, sur-tout si on les recueille convenablement. Il en sera de même des douches, si l'on veut leur donner une grande élévation.

a

a fait restaurer cet établissement abandonné,
qui consiste aujourd'hui en un salon voûté et
quatre jolis cabinets, qu'il a non-seulement
fait mieux éclairer, mais encore garnir de
meubles et de baignoires de marbre, ainsi que
dans le salon. Sous des hangars couverts, se
trouvent encore douze baignoires de bois. Il
serait à désirer que cet ancien établissement
fût continué, pouvant offrir au public la dé-
cence qu'il réclame, aux baigneurs la sécurité,
tout le bien enfin que chacun a droit de prétendre dans ces lieux voués à la santé.

La source de la Raillère, à 600 toises environ du bourg, est estimée, par Ramond,
produire 3072 pieds cubes par vingt-quatre
heures. Elle sort du granit vif, et sous d'é-
normes fragmens de la même roche, que le
tems a roulé jusques sur le bâtiment des
bains. Sa température a 34 degrés. L'eau qui
parvient aux bains par des canaux de sapin
découverts, dans des réservoirs pareils, n'offre
plus que 31 degrés un quart. Il serait convenable et même urgent, comme l'a très-judi-
cieusement proposé M. de Chazal, de suppléer
à ces canaux par des tuyaux de cœur de chéne,
préalablement vernissés de goudron, ou char-
bonnés à l'intérieur, de verres forés, ou de

pierres factices de M. Fleuret, ou des tuyaux de cuir bouilli, si l'on veut toutefois éviter la perte des gaz qui minéralisent cette source, si abondante d'ailleurs.

A quelque distance de la Raillère, sur la même ligne, et après avoir repassé le Gave de Cauterès, on rencontre en outre, au sud de ce torrent, cinq sources ; savoir, celles du Pré (*), de Bayard, de Mahourat, des OEufs et du Bois : cette dernière se trouve en remontant la colline, à 300 pieds au-dessus du torrent. Ces sources, qui sortent toutes en partie des rochers, ont beaucoup d'analogie avec celle de la Raillère ; même odeur, même goût, etc. Celle du Bois, dont la température est de 37 degrés trois quarts, produit 144 pieds cubes ; celle du Pré, 38 degrés, produit 160 pieds cubes ; elles ne fournissaient qu'à onze baignoires, dont les eaux étaient portées, de même que celles de la Raillère, par des canaux de bois, dans des réservoirs découverts. Aujourd'hui le Pré fournit seul à quatorze baignoires, possède une très-belle douche ; et le Bois, en raison de son éloignement et de son peu de fréquentation, en alimente encore six.

____

(*) Nous en avons parlé à la page 78.

Quant aux sources de Mahourat, dès OEufs et de Bayard, leur produit ne pouvant être rigoureusement évalué, nous nous contenterons d'affirmer qu'on obtiendra par leur secours des douches d'une très-grande utilité; qu'au besoin elles pourront servir à la boisson, puisque ces sources possèdent les mêmes principes et propriétés que celles de la Raillère.

Comme nous le verrons par l'analyse, les sources des hautes montagnes de Cauterès, de la Raillère et autres, ne diffèrent de celles de Barèges que par leur degré de chaleur qui est plus considérable, les autres qualités leur étant identiques, comme l'odeur, la limpidité, la saveur, la pesanteur spécifique, le degré à l'aréomètre, la décomposition, etc.; aussi par-tout le gaz hydrogène sulfuré, si abondant dans ces montagnes, se fait-il sentir; delà de nouvelles combinaisons s'opèrent ou s'achèvent, soit dans le flanc ténébreux des montagnes ou de leurs grottes sourcilleuses et profondes, soit dans la voûte de ces édifices de la nature et des tems, soit encore dans les airs, où ce gaz versé par torrens peut servir d'aliment au fluide électrique avec lequel il se combine pour former la foudre menaçante, etc.

Enfin s'il est un prix attaché à la diversité des lieux qui recèlent ces sources salutaires ou les ont vu naître, c'est que nulle part on ne trouve un site plus pur, plus agreste, plus pastoral, comme aussi plus âpre, plus silencieux, plus antique. Hommes, philosophes, qui que vous soyez, si vous voulez jouir du parfait bonheur, venez, venez rêver dans ces lieux; là, vous trouverez, avec la santé, tout ce qui pourra plaire à vos goûts.

Analyse par les réactifs.

L'analyse par les réactifs, nous l'avons dit, nous a fait obtenir les mêmes résultats que pour les eaux de Barèges; cependant l'eau de la source des Espagnols, soumise à l'action des acides minéraux (*), nous a fourni plus de bulles d'air, par conséquent plus de gaz; comme aussi les solutions de nitrate d'argent et d'acétate de plomb, nous ont donné des précipités qui se sont noircis plus promptement, et qui ont de même été un peu plus abondans.

(*) J'ai remarqué que plus les eaux sont thermales, plus elles m'ont paru contenir de sulfures en décomposition, conséquemment plus de gaz et moins de résidu salin.

La source de la Raillère a moins fourni de ces précipités ; mais nous remarquerons qu'elle est moins chaude que celle des Espagnols ; qu'elle est aussi moins élevée, et que plus exposée à l'air libre elle se désoufre plus promptement. Il conviendra donc de prendre cette eau à sa source.

Analyse par l'évaporation.

Deux myriagrammes d'eau de la source de la Raillère, évaporée jusqu'à siccité, a produit un résidu grisâtre, lamelleux, du poids d'un gros 20 grains.

Ce résidu, par l'action de l'esprit de vin, a perdu 9 grains.

Par l'eau distillée, 28 grains.

Par la même, bouillante, 36 grains.

Il est resté un résidu insoluble de 19 grains, qui, traité par l'acide sulfurique, a décélé la présence du carbonate de chaux mêlé de silice et de soufre.

Résultats.

La source de la Raillère nous a donné pour 2 myriagrammes, outre 8 pouces cubes de

gaz hydrogène sulfuré et 4 pouces d'acide carbonique par kilogramme.

Gros. Grains.

1.º Muriate de magnésie desséché. o 8
2.º Muriate de soude. . . . . . . o 8
3.º Sulfate de magnésie. . . . . . o 18
4.º Sulfate de chaux. . . . . . . o 34
5.º Carbonate de chaux. . . . . o 10 ½
6.º Silice. 3 4
7º. Soufre. . . . . o 4 ½
Perte. . . . . o 5

TOTAL. 1 20

*Analyse de la source des Espagnols, par
l'évaporation.*

Deux myriagrammes de cette eau minérale évaporée, avec les précautions d'usage,
a produit un résidu qui, séché, pesait 1 gros
10 grains.

Soumis à l'action de l'esprit de vin, ce résidu a perdu 8 grains.

Par l'eau distillée froide, 23 grains.

Par la même, bouillante, 31 grains.

Il est resté un résidu insoluble de 20 grains,
qui, traité par l'acide sulfurique, a démontré

la présence du carbonate de chaux mêlé de silice et de soufre.

Résultats.

La quantité d'eau minérale désignée ci-dessus nous a fourni, outre 8 pouces et demi cubes de gaz hydrogène sulfuré, et 4 pouces $\frac{1}{2}$ d'acide carbonique par kilogramme.

	Gros.	Grains.
1.º Muriate de magnésie desséché.	o	7
2.º Muriate de soude.	o	7
3.º Sulfate de magnésie.	o	14
4.º Sulfate de chaux.	o	29
5.º Carbonate de chaux.	o	12
6º. Silice.	o	3
7º. Soufre.	o	5
8.º Matière végéto-animale et perte.	o	5
Total.	1	10

Propriétés médicales.

Comme nous ne pouvons établir d'autres propriétés pour les eaux de Cauterès, que celles que nous avons reconnues aux eaux minérales de même nature, pour éviter les répétitions, nous renvoyons nos lecteurs aux propriétés générales, à la fin de cet ouvrage, bien persuadé qu'ils nous sauront gré de cette réticence. Une remarque à faire néanmoins, c'est que plus les eaux sont thermales, plus, nous l'avons avancé, elles sont chargées de gaz principes, plus aussi elles acquièrent d'énergie sur les corps ; ainsi de quelle conséquence n'est pas pour la médecine la différence à établir entre les bains sulfureux naturels et nos bains factices, qu'envain une main savante et exercée voudrait rendre célèbres. Peut on espérer jamais d'en obtenir les mêmes effets, les mêmes résultats ? Ces gaz si fugaces, qui minéralisent sans cesse les bains de nos montagnes, entretenus d'ailleurs par une chaleur constante, uniforme, relative aux maladies, peuvent-ils se rencontrer dans nos établissemens modernes ? Non, sans doute, si nous avouons qu'ils sont utiles, du moins n'exagérons pas leurs propriétés ; évitons les écueils, et perfectionnons, s'il est possible, nos procédés, au lieu de vouloir enchérir sur ce qu'a fait la nature (*) !

(*) On n'a pas craint d'avancer que les bains factices l'emportaient sur les bains naturels, parce qu'on peut aug-

BAGNERES-DE-LUCHON.

De ses eaux minérales.

Quitterai-je nos sources salutaires, où la santé trouve un appui, où l'art, il faut l'avouer, n'a souvent plus que des consolations à offrir ? Sera-t-il vrai que la haute réputation de celles dont je viens de m'occuper, affaiblira mon zèle, parce qu'il aura plu à quelques hommes d'exalter le mérite de ce qu'ils possèdent, et de nier celui des autres ? Non, je ne ferai point cette injure aux eaux minérales de Bagnères-de-Luchon, trop long-tems dans l'oubli. En l'an II (1793), étant chargé en chef des hôpitaux de la vallée d'Aran, de ceux de Marignac et de Bagnères-de-Luchon, je les analysai. La Tour d'Auvergne, cette vallée fut l'une de tes conquêtes ; tes vieux soldats, dont tu ne voulus jamais être que le premier, se rappellent, comme moi, que tu sus te dépouiller pour les couvrir, pour les soulager dans leurs fatigues. Vivant en eux, tu

---

menter, dit-on, leurs forces à volonté. Je crois avoir prouvé le contraire.

ne t'occupas jamais de toi que pour vaincre !
Reçois ici ce tribut d'admiration !

En 1763, M. Campardon, chirurgien major des eaux et de l'hôpital de Bagnères-de-
Luchon, a donné sur les sources et les bains
de cette ville, une analyse très-détaillée, d'où
il résulte qu'elles contiennent du soufre, une
terre bitumineuse, une huile éthérée volatile
très-exaltée (*), un sel vitriolique et un peu
de fer ; comme aussi un sédiment noirâtre,
doux, onctueux, une matière blanche savonneuse, qui ressemble à la pâte dont on fabrique le papier, et des vapeurs qui exhalent
une odeur sulfureuse et bitumineuse. Bayen,
ce pharmacien-chimiste si recommandable,
aussi instruit que versé dans l'art analytique,
dont il a donné tant de preuves, a laissé
sur ces eaux une analyse plus complette.
Avide de la nouvelle nomenclature, dont il eût
été l'appui, il fut le premier à rectifier les erreurs de ses contemporains, en signalant dans
les eaux de Bagnères-de-Luchon de l'hydrogène sulfuré, du carbonate de soude, du mu-

____

(*) C'est ce qui a fait penser à plusieurs chimistes que
cette huile éthérée devait être l'huile de pétrole ; c'est pourquoi n'ayant point été sur les lieux, ils l'ont admise dans la
composition des eaux factices, etc.

riate de soude, du sulfate de soude, de la silice et un peu de matière extractive. De plus amples recherches, aidées des richesses de la chimie moderne et de l'expérience acquise, en nous donnant, en partie, les mêmes résultats en d'autres termes, nous auraient fait découvrir ce qui n'avait point encore été trouvé, et nous auraient appris que ce que l'on croyait exister, comme le fer, par exemple, dans ces eaux, n'y était pas. Ainsi la terre bitumineuse des anciens, sédiment ou vase noirâtre, qu'ils prenaient pour du fer, serait du soufre au *minimum* d'oxidation, ou du soufre mêlé au détritus des plantes ou à une portion de matière glaireuse, comme le prouve sa décomposition par la combustion. La crasse savonneuse que ces eaux charient, ce limon, ces glaires seraient cette matière végéto-animale qui paraît provenir du schiste, marbre ou granit (*), ou de la pierre dite de lait, que l'on trouve dans les fentes ou creux des montagnes, et à travers lesquels sourdent ces eaux, et peut-être même au lit qui les recèle ; l'huile éthé-

---

(*) Le gluten qui consolide ces pierres ne peut-il pas donner naissance à ces flocons glaireux ; l'eau très-chaude qui les pénètre étant le principal dissolvant.

rée très-exaltée serait le gaz hydrogène sulfuré et non l'huile de pétrole ; le sel vitriolique que l'on a pris pour du sulfate de soude, serait du sulfate de magnésie que les anciens n'ont point reconnu, ainsi que les muriates de même base ; enfin c'est la silice qu'ils ont pris pour de l'alumine, excepté Bayen, ce qui a pu faire croire que ces eaux contenaient de l'alun ou sulfate acide d'alumine.

Reprenons et suivons M. Campardon. Les eaux minérales de Bagnères-de-Luchon, dit ce savant chirurgien (*), se trouvent à deux ou trois portées de fusil de la ville de ce nom, petite et peu riche. Elle est située au point de réunion des vallées de l'Arboust et de Luchon, qui, en s'élargissant, forment un bassin très-fertile et très-agréable. Il est mouillé par la rivière du Pique, qui, deux lieues au-dessous de Bagnères, va mêler ses eaux à celles de la Garonne. Cette vallée a sa direction du nord au midi ; le bassin a environ demi-lieue de longueur, depuis Bagnères jusqu'au pied des monts, et moitié moins de largeur. Les montagnes qui le dominent de chaque côté sont

____

(*) Voyez Journal de médecine, année 1768, tome XVIII, page 520.

hautes et couvertes, dans presque toute leur étendue, de hêtres et de très beaux sapins, et l'on voit du côté du levant, sur le penchant de ces montagnes, plusieurs petits villages ramassés, qui offrent une perspective très-agréable.

Les eaux de Bagnères-de-Luchon, peu fréquentées de nos jours, ont cependant été très-célèbres dans l'antiquité, dans ces tems où ce pays était sous la domination des romains. On trouve encore des inscriptions latines en caractères romains, qui signalent assez l'importance qu'ils donnaient à ces sortes d'établissemens; les bains et la pureté des eaux étant, pour ce peuple belliqueux et reconnaissant, les premiers mobiles de leurs recherches comme de leur santé.

Anciennement on ne faisait usage que d'une source qui versait ses eaux en abondance dans une grotte artificielle, située au pied de la montagne occidentale qui borne le plateau, et dont l'ouverture, fermée par une porte, est tournée à l'orient. Ces eaux, dont la chaleur approche de l'eau bouillante, jaillissaient par un tuyau dans un grand réservoir; une fois tempérées, les malades se plongeaient péle-méle dans ce bassin, sans distinction de sexe ni de condition, et l'on y voyait opérer des cures merveilleuses.

Les sources qu'on trouve à Bagnères-de-Luchon peuvent être divisées en chaudes ou presque tièdes et en froides. Les chaudes sont au nombre de huit, les tièdes au nombre de deux, et il y a pareil nombre de sources froides.

La première source est distinguée sous le nom de source de *la Grotte.*

La seconde, sous celui de *la Salle.*

La troisième, *la Source des Romains.*

La quatrième, celle *du Rocher.*

La cinquième, celle de *la Reine.*

Dans l'endroit où cette dernière jaillit, paraissent encore quatre autres sources de diverses températures; c'est pourquoi M. Campardon l'appelle la pépinière des eaux de Luchon, cette source étant d'ailleurs très-abondante.

La source de *la Reine* sourde du rocher; elle présente dans son mélange avec les autres, plusieurs degrés.

Sixième source, dite *la Douce.*

Septième, *la Chaude,* à droite, aussi chaude que celle de la Grotte.

Huitième, *la Chaude,* à gauche.

Neuvième et dixième, *les blanches* sont séparées entre elles par deux autres sources froides. Ces premières sont un peu moins que tièdes, moins chargées de gaz sulfureux, et donnent des glaires plus blanches, plus légères que les autres.

Onzième et douzième sources froides, peu sulfureuses, déposent peu de glaires, peu de soufre ; elles servent aux usages journaliers.

Toutes ces sources passent dans un tuyau commun et souterrain, du côté de la petite plaine où elles s'écoulent. Après avoir servi aux bains, elles se rendent à une espèce de bourbier composé d'un sédiment de plusieurs couches de diverses couleurs, qui, dans son fond, a une épaisseur de 3 à 4 pouces, d'une boue noire, douce, fixe et onctueuse, qui n'est, d'après M. Campardon, qu'une terre bitumineuse, et que nous composons de toutes les substances des eaux minérales, comme de soufre, de matière végéto-animale, d'un peu d'ammoniac libre, de quelques particules de fer, des sels qu'elles contiennent, enfin de gaz hydrogène sulfuré libre et d'hydrogène carboné.

Qualités physiques.

Toutes ces eaux minérales, à l'instar de celles de Barèges et Cauterès, exhalent une odeur d'œufs couvis provenant des sulfures décomposées ; elles sont claires, transparentes ; leur saveur est fade, douceâtre. La température qui leur est propre, l'atmosphère étant à 15, est de 24 à 51 degrés du thermomètre de Réaumur. Cette chaleur varie peu dans les diverses saisons ; leur pesanteur spécifique est de 16 grains par livre de plus que l'eau distillée ; à l'aréomètre elles ont marqué zéro.

L'action de l'air, de la chaleur et de la lumière agissent sur ces eaux et les décomposent. Un phénomène qui leur est particulier, sur-tout à certaines sources, comme à celles de la Grotte et de la Pépinière, c'est de devenir laiteuses, de donner lieu par-là à des précipités plus abondans en soufre et filamens glaireux. Comme je l'ai déjà annoncé, j'ai remarqué que plus les eaux sont chaudes moins elles donnent de pesanteur spécifique par le réfroidissement et de résidu par l'évaporation ; mais aussi plus elles sont susceptibles

de

de se troubler par le repos , de fournir de gaz hydrogène sulfuré , et de dépôt tant en soufre qu'en matière limoneuse blanchâtre.

Analyse par les réactifs.

La source de la Reine, nommée par M. Campardon la pépinière des eaux de Luchon, étant la plus abondante comme la plus renommée, je vais en donner l'analyse, les autres sources n'ayant offert, par les réactifs, que des résultats analogues.

L'eau minérale de la Reine, soumise aux mêmes réactifs que les eaux de Barèges, Cauterès et Bonnes, a présenté les mêmes phénomènes ; cependant les précipités ont été plus rares, quoique cette eau nous ait fourni plus de soufre. M. Campardon a dû se tromper en disant que l'acide gallique a démontré la présence du fer. La teinture de tournesol, par exemple, a été légèrement rougie, et les acides minéraux ont donné, après quelques heures, un léger précipité d'un blanc mat ; c'était du soufre très-divisé ; comme aussi ils ont dégagé quelques bulles et développé plus fortement l'odeur du gaz hydrogène sulfuré.

D'après l'action des réactifs, l'eau miné

ralé de la Reine a offert les principes suivans :

1.º Du gaz hydrogène sulfuré.

2.º De l'acide carbonique.

3.º De l'acide sulfurique.

4.º De l'acide muriatique.

5.º De la chaux.

6.º De la magnésie.

7.º Du soufre.

Analyse par l'évaporation.

Ayant employé les procédés d'usage pour l'évaporation de deux myriagrammes d'eau minérale de la Reine, j'ai obtenu un résidu d'un gris sale, lamelleux, qui, séché, pesait 1 gros 6 grains.

Cette quantité de résidu soumise à l'action de l'esprit-de-vin, a perdu 12 grains.

De l'eau distillée froide, 20 grains.

De la même bouillante, 25 grains.

Il est resté un résidu insoluble de 21 grains, qui, ayant été traité par l'acide sulfurique, nous a donné la preuve qu'il contenait du carbonate de chaux mêlé de soufre et de silice.

Résultats.

Outre 9 pouces cubes de gaz hydrogène sul-

furé et 4 pouces ½ d'acide carbonique conte-
nus par myriagramme de cette eau, cette
double quantité nous a fourni :

		Gros.	Grains.
1.º Muriate de magnésie des-séché.		o	11
2.º Muriate de soude.		o	8
3.º Sulfate de magnésie. . . .		o	10
4.º Sulfate de chaux.		o	23
5.º Carbonate de chaux. . . .		o	11
6.º Soufre.		o	6
7.º Silice.		o	4
8.º Matière végéto-animale, et perte.		o	5
TOTAL.		1	6

Propriétés médicales.

Par les produits que nous offrent les eaux
minérales de Bagnères-de-Luchon, et les
bons effets qu'elles ont constamment opéré
sous nos yeux, nous concluons, qu'à l'instar
des eaux de Barèges, Saint-Sauveur, Cauterès
et Bonnes, ces sources, eu égard à leur degré
de chaleur et aux gaz qui les minéralisent,
jouissent évidemment des mêmes propriétés ;

quoiqu'elles ne contiennent pas autant de matière saline, ce qui ne constitue pas toujours les propriétés des eaux minérales (*).

BAGNERES-ADOUR.

Bagnères, séjour enchanteur, autant renommé par l'air pur qu'on y respire, le mouvement continuel des eaux qui arrosent ses belles prairies, que par les massifs très-variés et les riches vallées qui l'entourent, les montagnes qui le dominent; Bagnères, que la nature embellit toujours des primeurs du bel âge, lorsque la plaine ne nous offre, au loin, que des jouissances passées ou conservées par l'art, qu'un sol embrâsé, que tu possèdes de richesses, et combien tu l'emportes sur tout ce que nous venons de décrire, par l'inexprimable bonté de ton climat et de tes ressources pour les besoins de la vie! En effet, dans cette ville où les jeux, les spectacles sont permanens, où l'instruction peut être aussi d'un très-grand délassement, tout abonde; oui, tout se dispute à l'envi le droit exclusif

---

(*) Voyez l'article des propriétés générales, à la fin de cet ouvrage.

de rappeler à la santé. En vain des détracteurs, jaloux de ton triomphe, chercheront-ils à calomnier tes bienfaits, tu les tiens de la nature libérale envers toi; rien ne pourra changer tes glorieuses destinées! En effet, qui pourrait nier qu'il n'existe dans les Pyrénées aucun établissement qui te soit comparable? Où y a-t-il des bains plus riches, plus sains, plus commodes, des sources plus abondantes qu'à Bagnères? Elles ne sont ni sulfureuses, ni ferrugineuses; mais s'ensuit-il qu'elles soient sans effet? Ne voit-on pas là, au contraire, une main créatrice qui distribue par-tout ses bienfaits, modifie sa puissance ou l'affermit, et donne avec profusion, ici des bains à des degrés de chaleur différens; là des eaux sulfureuses; ailleurs des ferrugineuses; là bas des non minérales, des purement salines, des simplement thermales, des froides enfin; comme l'on trouve dans ces lieux, que ces eaux enrichissent, un air plus vif ou plus épais, un sol plus riant, plus ou moins fertile, abondant en plantes de toutes espèces, une nature plus agreste ou plus sauvage; les Pyrénées renferment donc tous ces avantages au suprême degré.

Bagnères a seize établissemens particuliers,

c'est-à-dire 67 bains et 8 douches (*). Les plus fréquentés de ces établissemens sont ceux de *Salut*, de *Santé*, de *Théas*, du *Pré*, de *la Guttière* et de *Cazeaux*; les autres, dont les sources sont plus chaudes, se nomment, la première, *la Reine*. Cette source, la plus ancienne, comme la plus renommée, a 43 degrés ½ de chaleur, et fournit par heure, d'après Ramond, 495 pieds cubes d'eau; cependant elle n'alimente que deux cuves et deux baignoires.

La seconde, *le Dauphin*, a 29 degrés, et 3 pouces cubes d'eau.

La troisième, attenant au Dauphin, est *Fontaine nouvelle*; elle a trois sources, l'une de 37 degrés, l'autre de 42 degrés ½, la troisième de 42 degrés ¾. La première fournit à une douche; les deux autres à deux baignoires.

La quatrième, *Saint-Roch*, a 43 degrés ½. Cet établissement a besoin de grandes réparations.

La cinquième, les *deux bains de Foulon*, ont 33 degrés, et demi-pouce cube d'eau.

La sixième, le *petit Bain*, qui est dans la

(*) Pour le plus grande régularité, nous nous permettrons de transcrire ici les détails que nous a donnés, sur ces eaux, M. le baron de Chazal, préfet.

ville, a 44 degrés ½. Il est sans établissement.

La septième, la *fontaine de Salins*, 47 degrés.

La huitième, *le petit Prieur*, qui appartient à l'hospice (*), est au bas de la montagne de la Reine; elle fournit à deux baignoires. Sa température est de 32 degrés; et sous une masure, sont encore les deux sources des bains des pauvres, l'une portant 35 degrés, l'autre 40. Telles sont les sources que Bagnères possède, et qui n'ont point encore été complettement analysées. La Reine, comme on pourra s'en convaincre, paraît être l'inépuisable trésor comme la mère de toutes ces sources.

Toutes sont claires, transparentes, sans odeur; leur goût est fade, insipide, semblable à l'eau que la chaleur aurait, en partie, privée d'air. Elles sont donc purement thermales.

Excepté la source de la Reine, Salut et peut-être quelques autres, comme l'a observé M. Thierry, en 1760 (**), ces sources sor-

---

(*) L'hospice de Bagnères est adossé à la base de la montagne de la Reine, faisant face au nord. C'est un bâtiment neuf, carré oblong, solidement construit. Une chapelle en appendice le termine au couchant.

(**) Journal de médecine de 1770, tome XII, p. 414.

tent de dessous terre, dans un terrein bas, entrecoupé de ruisseaux, avec lesquels elles se mêlent par fois, ce qui paraît en altérer la pureté; mais si l'on considère qu'elles ne contiennent point de gaz, sulfureux par exemple, on jugera qu'il convient d'autant moins de les discréditer, que leurs qualités, comme bains (*) sur-tout, résident essentiellement dans le degré de chaleur de chacun d'eux, chaleur permanente, toujours égale, naturelle, chaleur qui convient si éminemment à telle ou telle affection, et qu'il appartient au médecin seul de diriger. Au reste, c'est, comme je l'ai dit, un bienfait de plus de la nature, que les bains de Bagnères ne soient pas sulfureux, puisque toutes les maladies ne peuvent y être soumises; peut-il, en effet, exister des remèdes universels ? Aussi la source dite *la Reine*, en mère secourable, distribue-t-elle ses bienfaits à tous ceux qui veulent la solliciter; c'est pourquoi son extréme libéralité a pu la rendre suspecte. Mais si nous ajoutons à ces observations les utiles et savantes recherches de M. de Chazal, préfet, nous sentirons, comme lui, et nous serons

---

(*) Voyez article *Bains*, à la table.

convaincus « que Bagnères est le seul lieu des
» prodiges, puisque la source dont nous par-
» lons peut offrir à la fois, sans nuire aux
» autres établissemens particuliers, des bains
» en abondance, des douches de la plus
» grande élévation, et des bains de vapeur
» gradués à la manière de ceux des Orientaux,
» décrits par Savary, et inconnus jusqu'ici
» en France. »

Enfin la source de la Reine fournirait abon-
damment à des piscines, si, comme à Barèges, on voulait en établir.

D'après cet exposé, que peut-on objecter
contre un établissement qui offre d'aussi puis-
sans secours et des ressources si utiles, et dont
les bains précieux, après avoir rappelé à la vie
d'innombrables malades, comme des blessés
couverts de gloire, servent encore, dans leur
fuite précipitée, à reverdir les prairies dans ces
tems de froidure, en les pénétrant constamment de cette chaleur vivifiante, qui donne
à leur vieillesse une nouvelle fraîcheur, une
inépuisable végétation, à la nature un nouveau lustre et toujours un nouveau printems.

D'après ce que nous venons de dire de la
fontaine de la Reine, la considérant comme
l'une des plus chaudes, la plus abondante

comme la plus élevée, nous allons en donner l'analyse, les autres sources paraissant, en effet, appartenir à celle-ci.

Qualités physiques.

La source dite *la Reine*, est située sur une colline agréable, dominant la charmante ville de Bagnères. Cette source protectrice abandonnée à elle-même, comme plusieurs autres non moins précieuses, offre encore tous les avantages dont nous avons parlé. Cette source jaillit du marbre ; elle est claire, pure, transparente. Sa température, nous l'avons dit, est de 43 degrés, l'atmosphère étant à 20 ; sa pesanteur spécifique, comparée à l'eau distillée, est de 24 grains par livre de plus d'eau ; l'aréomètre a marqué zéro.

Cette source, dans son irrigation, est reçue dans des réservoirs où elle se réfroidit, et auxquels on a adapté de petites auges ou conduits en bois pour la diriger dans les bains ou pour en perdre le trop plein. Dans ces auges, de même que dans les réservoirs, j'ai remarqué un sédiment terreux de la nature de l'argile, mêlé d'un peu de fer (*), ce

______

(*) On sait que l'argile en contient.

qui a pu donner lieu à la méprise que les eaux de Bagnères étaient ferrugineuses ; elles ne le sont pas.

Analyse par les réactifs (*).

1.º La teinture de tournesol mélée à cette eau, ainsi que le sirop de violette et les papiers réactifs, n'ont éprouvé aucun changement.

2.º L'alcool gallique ni le prussiate de chaux n'ont présenté rien de remarquable ; quelques gouttes d'acide muriatique jettées dans ce mélange, n'ont point décélé la présence du fer.

3.º Les métaux blancs n'ont éprouvé aucune altération.

4.º La solution de savon dans l'eau distillée, puis mélée à cette eau, a été caillebotée.

5.º L'eau de chaux mélée à partie égale, a donné un précipité blanc floconneux.

6.º La potasse et la soude caustique ont fourni un précipité blanc peu abondant.

7.º L'ammoniaque pur de même.

(*) M. Sarraberouse a aussi analysé ces eaux ; je ne connais pas son travail.

8.º Les carbonates de potasse et de soude ont donné un précipité blanc un peu plus abondant que par l'action des alkalis caustiques.

9.º Les acides sulfurique et nitrique ont fourni quelques bulles sans précipité.

10.º L'oxalate acidule de potasse a donné lieu à un précipité blanc assez abondant.

11.º La solution d'acétate de plomb très-pur de même, mais un peu opale.

12.º Les nitrate et muriate de baryte ont décélé parfaitement la présence de l'acide sulfurique.

13.º Le nitrate de mercure liquide, au *maximum* d'oxigénation, a donné un précipité jaune abondant.

14.º La solution de nitrate d'argent a fourni un précipité blanc grumelé, qui bientôt a passé au brun.

D'après l'action des réactifs, nous reconnaissons que l'eau thermale de la Reine contient les principes suivans :

1.º Du gaz acide carbonique.

2.º De la chaux.

3.º De la magnésie.

4.º De l'acide sulfurique.

5.º De l'acide muriatique.

Analyse par la distillation.

Ayant procédé à cette analyse par l'appareil pneumato-chimique, et ayant fait passer un tube dans le premier flacon de Woulfe, que j'avais préalablement rempli d'eau de chaux, l'eau minérale étant parvenue à l'ébullition, je n'ai obtenu aucun précipité; donc que cette eau ne contient pas d'acide carbonique libre.

Analyse par l'évaporation.

Deux myriagrammes de cette eau thermale, convenablement évaporée, ont présenté les phénomènes suivans. D'abord il s'est dégagé une assez grande quantité de bulles; c'était de l'air atmosphérique. Bientôt après la surface de ce liquide s'est couvert d'une pellicule de carbonate calcaire, lequel s'étant précipité a été remplacé, jusqu'à la fin de l'évaporation, par du sulfate de même base. Tout le résidu séché a pesé 6 gros 60 grains; sa couleur était d'un gris blanc.

Analyse de la matière saline.

Ces 6 gros 60 grains de résidu soumis à

l'action de l'esprit-de-vin à 38 degrés, a perdu 20 grains.

Par l'eau distillée froide, 1 gros 44 grains.

Par la même, bouillante, 3 gros 70 grains.

Il est resté un résidu insoluble de 70 grains, lequel, ayant été traité par l'acide sulfurique, nous a prouvé qu'il contenait lui-même du carbonate de chaux mêlé d'un peu de silice, et peut-être d'un atome de carbonate de magnésie.

Résultats des solutions.

Par l'alcool, nous avons obtenu des cristaux aiguillés d'un sel amer, qui attirait puissamment l'humidité de l'air ; c'était du muriate de magnésie, mêlé de quelques petits cristaux de muriate de soude. Le premier produit bien desséché, pesait 15 grains ; le second 4. Ces sels étaient décomposables par l'acide sulfurique et l'eau de chaux.

Par l'eau distillée froide, évaporée avec les mêmes précautions que ci-dessus, abandonnée ensuite dans un endroit frais, nous avons eu 1.º des cristaux de sulfate de magnésie, qui, desséché, pesait 1 gros 25 grains.

2.º Du muriate de soude, 13 grains.

3.º Du sulfate de chaux, qui s'est montré pendant l'évaporation, 4 grains.

4.º Par l'eau distillée bouillante, évaporée à siccité, nous avons obtenu du sulfate de chaux, que l'acide oxalique nous a fait reconnaître, et qui pesait 3 gros 68 grains.

5.º Enfin ayant soumis les 70 grains du résidu restant insoluble dans les menstrues citées, à l'action de l'acide muriatique jusqu'à saturation, il s'en est dissous 60 grains avec effervescence; et de ce mélange par le carbonate de potasse, j'ai obtenu du carbonate calcaire, 65 grains.

Les 4 grains restés intacts étaient de la silice.

Résultats.

D'après les principes offerts par l'analyse de la source principale de Bagnères, 2 myriagrammes de cette eau nous ont donné :

	Gros.	Grains.
1.º Muriate de magnésie. . . .	o	15
2.º Muriate de soude.	o	17
3.º Sulfate de magnésie. . . .	1	25
4.º Sulfate de chaux.	4	o
	5	57

	Gros.	Grains.
D'autre part.	5	57
5.º Carbonate de chaux. . . .	o	65
7.º Silice.	o	4
8.º Perte	o	6
Total.	6	60

Propriétés médicales.

En distinguant les propriétés des eaux thermales de Bagnères-Adour par leurs produits à l'analyse, et sur-tout par les observations que nous ont laissé d'anciens médecins, nous pensons ne point démériter d'eux, en nous rattachant à les décrire avec cette réserve qu'ils observaient d'ailleurs, disons plus, avec cet ensemble de faits qu'une expérience suivie et de nouvelles preuves acquises peuvent confirmer.

De tous les tems, les eaux minérales de Bagnères ont été signalées pour jouir éminemment des propriétés dissolvantes, incisives, désobstruantes, apéritives et laxatives. Chaque saison a vu proclamer leurs bienfaits ; chaque malade y courir à l'envi, autant pour se préparer à faire usage des bains sulfureux, que

pour

pour tempérer immédiatement leurs effets ou s'en tenir à leur usage. Que de faits n'aurions-nous pas à citer, car de quels heureux résultats la persévérance dans leur emploi n'a-t-elle pas été suivie par nombre de personnes qui ont recouvré, dans des maladies désespérées, cette santé robuste dont elles attestent encore la durée.

Les eaux thermales de Bagnères-Adour s'emploient en bains, en douches et en boisson. Veut-on augmenter leurs propriétés fondantes, incisives ou purgatives? comme elles peuvent servir de puissant véhicule à tous les médicamens propres à ces cas, on les combinera, au besoin, au sulfate de magnésie, de soude ou de potasse; aux tartrites comme aux acétates de mêmes bases; à l'acétate mercuriel; aux tartrites acidules de potasse ou de fer; au nitrate ou au muriate de potasse; au sulfate de fer; au quinquina enfin, comme à tout autre médicament, propre à augmenter leurs actions, ces eaux n'étant pas, comme les sulfureuses, susceptibles de se décomposer par la présence des sels métalliques, qui les privent en un instant de toutes leurs propriétés gazeuses et médicamenteuses; car, avouons le, on doit peu compter sur les

substances salines que les eaux sulfureuses
tiennent en dissolution, ces agens étant en
trop petite quantité pour devoir en espérer des
effets soutenus ou réels, à moins que ces eaux
ne se mélangent avec d'autres, pourvues elles-
mêmes de principes salins abondans, comme
de sulfate de magnésie, de carbonate ou de
sulfate de chaux, de muriate de soude, etc.,
ce que nous avons remarqué à Bagnères, dans
quelques-unes de ses sources ; dans celle de
Cambo, près Bayonne, qui se mêle par fois
aux eaux de la Nive; dans certaines sources
aux Eaux bonnes, ainsi qu'aux Eaux chaudes
qui sourdent près des bords du Gave; à Bala-
ruc enfin, non loin de la Méditerranée, etc.

Ainsi les eaux de Bagnères-Adour jouiront,
au suprême degré, des propriétés qu'on ne
peut leur enlever, à moins que la superstition, toujours ennemie du vrai, n'entrave
encore ce principe reconnu.

En bains, ces eaux serviront avec avantage dans les affections rhumatismales dé-
pendantes d'un état pléthorique ou inflamma-
toire du sang; elles réussiront dans les rhumatismes chroniques ayant pour cause un
vice vénérien, scorbutique ou scrophuleux ;
elles triompheront dans les affections de la

vessie, dans les engorgemens des viscères abdominaux, dans certaines coliques, les spas-
mes de la matrice qui donnent souvent lieu
à l'aménorrhée, ou défaut de l'écoulement
menstruel; il en sera de même dans les oph-
talmies, les erythèmes, les érysipèles et les
furoncles; dans les maladies dartreuses provenant des fatigues de la guerre; toutes les
fois enfin qu'il faudra fondre, déterger des
plaies, résoudre des tumeurs et enlever au
sang cet orgasme qui est autant de cause des
maladies du cœur et du cerveau, des affections nerveuses qui en sont les suites, comme
des hémorragies nazales ou intestinales, du
flux hémorroïdal qu'elles peuvent rétablir ou
guérir assez promptement.

Ce n'est pas tout, outre leurs propriétés
déjà reconnues, ces eaux pouvant devenir
propres à tout usage médicamenteux, les
bains de Bagnères, aidés d'agens appropriés,
calmeront puissamment les corps épuisés par
des excès de tout genre, ou par suite de longues maladies, les restaureront même, si je
puis m'exprimer ainsi; car ces bains dirigés
par des médecins habiles, deviendront, au
besoin, gélatineux, émolliens, gommeux, ner-
vins, aromatiques, savonneux, ammonia-

caux, doux, rubéfians, mercuriels, sulfureux, ferrugineux, alcalins, acides, électri-
ques, le palladium, en un mot, comme le
sanctuaire de la santé publique. Toutefois les
bains de Bagnères seront encore recommandables dans les paralysies anciennes ou ré-
centes, pour prévenir la goutte, en modérer
les suites; dans certains degrés d'asthme;
dans les affections des reins et de la vessie, du
foie et de la rate. En vain, et comme l'observe Bordeu, chercherait-on à attribuer les
mêmes propriétés aux bains sulfureux. Qui ne
sait qu'en activant, qu'en exaspérant le sys-
tême sanguin, ces bains rappellent plutôt les
attaques de goutte qu'ils ne les éloignent, engorgent les organes et accélèrent, dans la
phthisie pulmonaire sur-tout, les accidens les
plus graves qui conduisent infailliblement à
la mort. A l'expérience appartiennent encore
ces vérités; vouloir les combattre serait faire
preuve d'insuffisance dans un état où l'art
n'est rien sans le jugement et un profond savoir.
Ainsi les eaux thermales et minérales des Pyrénées laisseront encore long-tems, pour le vrai
médecin, un vaste champ à récolter, ne pouvant me flatter d'avoir tout vu, tout apprécié.

Des précautions dont il faudra faire usage étant aux eaux.

Les précautions les plus essentielles à ob-
server, étant aux eaux, seront de se rendre
aux bains d'assez bonne heure; d'y boire les
eaux à jeun, ayant eu soin de souper légèrement la veille; d'y aller bien couvert, d'en revenir de même, ou de se renfermer dans
une chaise à porteur, si les localités ne permettent pas d'autres commodités; mieux de
s'en retourner à pied si les forces du malade
le lui permettent; l'exercice, en prenant les
eaux, étant indispensable; de se reposer ensuite en arrivant chez soi; de ne pas se
découvrir dans le jour, fit-il très-chaud,
pour éviter d'être surpris par un air trop vif ou
trop pénétrant, trop froid ou trop humide,
ce qui arrive alternativement dans le séjour
des montagnes, souvent dans le même jour,
à plus forte raison le matin et le soir; car, sans
ces précautions générales, on s'exposerait infailliblement à des rhumes, à des catarrhes,
à des corysas, à des fluxions, à des diarrhées
spontanées, souvent rebelles, à des coliques,
à des indigestions, à des rhumatismes, à la

fièvre enfin, accidens que l'on attribue presque toujours à la qualité comme à la vertu des eaux, ce qui fait dire à certaines personnes, très-respectables d'ailleurs, qu'elles n'étaient pas bonnes cette année ; à d'autres qu'elles ont perdu de leurs propriétés, tandis qu'elles n'en ont jamais changé. Enfin, si nous ajoutons qu'il ne convient pas aux personnes qui se rendent aux eaux pour leur plaisir, d'en faire usage, ne pouvant trop se méfier des remèdes, même les plus simples, nous aurons bientôt rendu aux eaux de Bagnères le mérite qu'elles auraient dû toujours conserver, et aux buveurs l'assurance de leurs véritables propriétés.

LABASSERE.

La source minérale de la commune de Labassère, de l'autorité de M. le baron de Chazal, préfet, n'est pas très-ancienne ; elle naît dans l'arrière-fond de la vallée de Trébons, au milieu de montagnes très-élevées, qui paraissent la défendre de toute approche ; plusieurs fontaines d'eau froide l'environnent ; c'est pourquoi cette source n'est point thermale ; elle jouit néanmoins des mêmes propriétés gazeuses que les meilleures sources, comme même pesanteur spécifique, et même degré à l'aréomètre.

Ce n'est pas sans fondement qu'on attribue à cette eau minérale quelques propriétés de *la vieille Source de Bonnes*; comme elle, cette eau est claire, pure, douce au goût, et doit son odeur au gaz hydrogène sulfuré.

Analyse par les réactifs.

Par l'action des réactifs, cette eau nous a présenté les mêmes résultats que celle dont nous venons de parler (*voyez page* 22). Les acides minéraux n'ont point dégagé de bulles, et ne l'ont point troublée ; il en est de même des précipités qui ont été un peu moins abondans.

Analyse par la distillation.

Par la distillation , nous avons obtenu les mêmes gaz , jouissant des mêmes propriétés, mais en moindre quantité , puisqu'un kilogramme de cette eau ne nous a donné que 6 pouces cubes de gaz hydrogène sulfuré et $4\frac{1}{7}$ d'acide carbonique.

Analyse par l'évaporation.

Un myriagramme de cette eau minérale,

transportée à Bagnères, abandonnée à sa propre décomposition dans une cruche de terre vernissée, évaporée ensuite avec son dépôt, a donné un résidu qui, bien séché, pesait 1 gros 60 grains.

Ce résidu, soumis à l'action de l'alcool rectifié a perdu 9 grains,

De l'eau distillée froide, 41 grains,

De la même bouillante, 52 grains,

Résidu insoluble, 30 grains.

Ce résidu traité par l'acide sulfurique, nous a prouvé qu'il se composait de carbonate de chaux, de soufre et de silice.

Ainsi, opérant sur deux myriagrammes de cette eau, nous aurions obtenu :

	Gros.	Grains.
1.º Muriate de magnésie mêlé de 2 grains de muriate de soude. . . .	0	14
2.º Muriate de soude.	0	22
3.º Sulfate de magnésie. . . . . :	0	56
4.º Sulfate de chaux.	1	28
5.º Carbonate de chaux.	0	52
6º. Soufre.	0	3
7.º Silice.	0	5
8.º Perte.	0	12
Total.	3	48

Propriétés médicales.

L'eau minérale de Labassère , quoique non thermale, ne jouit pas moins de certaines propriétés que toutes les eaux sulfureuses ; néanmoins, comme cette eau ne peut servir aux bains que lorsqu'on la chauffe, et qu'en la combinant ainsi au calorique, elle perd la plus grande partie de ses propriétés gazeuses , on ne pourra donc obtenir de ces bains que des effets relatifs.

Prise en boisson , l'eau minérale de Labassère jouira des mêmes propriétés que l'Ortechg aux Eaux Bonnes , que la source Mainvielle aux Eaux Chaudes ; ainsi, il appartiendra au médecin d'apprécier ces différences pour en faire une juste application.

En général , les eaux sulfureuses froides m'ont paru plus toniques , quoiqu'un peu plus laxatives que les chaudes. Passant moins vîte dans le torrent de la circulation , elles porteront moins à la périphérie , mais aussi occupant plus spécialement l'estomac, elles en augmenteront les ressorts et fortifieront les voies digestives. Coupée avec le lait chaud, l'eau minérale de Labassère , réussira dans ses affections de la poitrine , dans les catarrhes chroniques , dans l'asthme ; elle agira dans ce cas comme incisive , apéritive , pectorale , calmante ; elle activera la circulation et les excrétions ; il en sera de même dans toutes les maladies primitives de la peau que quelques bains de Bagnères termineront ensuite ; enfin, ces eaux étant à la proximité de cette ville , pourront y être transportées , avec avantage, dans des bouteilles bien fermées ; prises dans le bain , elles ne manqueront pas d'acquérir des propriétés presqu'analogues à celles des autres sources. Convenons pourtant qu'avec la facilité de prendre des bains et des eaux sur les lieux , les résultats qu'on en obtiendra ne peuvent être que plus avantageux.

CAPVERN (*).

A trois lieues de Bagnères , après avoir traversé la triste lande de l'Annemezan, on trouve un joli et riant plateau , bien cultivé , nommé , ainsi que son village, CAPVERN, *tête verte:* M. le baron de Chazal pense , avec raison , que cette plate-forme peut devenir un jour de

---

(*) Suivons encore M. de Chazal.

quelqu'intérét, puisqu'il a conçu la noble ambition de faire habiter ce réduit pittoresque.

Dans le fond d'une gorge très-étroite, formant un ravin qui peut devenir dangereux dans les tems d'inondation, et à une demi-lieue du village, à droite, au pied d'un rocher, jaillit la source dont nous parlons. Sa chaleur est de 19 degrés (au printems de 1805, je lui en trouvai 20) et son volume est assez considérable pour faire tourner, à 20 pas au-dessous, un moulin qui, comme elle, appartient à la commune. Un vieux bâtiment abandonné et bon à reconstruire, renferme cette source ; il contient un cabinet de douche, 7 petits cabinets de bains et une avant-pièce où la fontaine coule à large tuyau.

C'est encore par la vigilance soutenue de M. le Préfet, que, dans cet établissement, les baignoires de bois, rongées de vétusté, ont été remplacées par des baignoires en marbre ; c'est par ses soins empressés que le public jouit aujourd'hui du précieux avantage d'augmenter, au besoin, la température de ces bains, et d'y avoir un chauffoir, une salle de repos, une chapelle rurale et deux chambres pour le fermier ; enfin, une auberge assez grande et propre, où il y a 16 lits de maître, sans y comprendre ceux des maisons particulières, qui sont assez belles.

L'eau thermale de Capvern est claire et limpide ; elle n'exhale aucune odeur ; elle a une saveur fade , laisse à la bouche une légère impression , à la gorge un peu de sécheresse ; sa température , comme nous l'avons dit, est de 19 degrés, l'atmosphère étant à 16 ; sa pesanteur spécifique de 24 grains par livre de plus , l'aréomètre a marqué zéro.

Analyse par les réactifs.

L'analyse par les réactifs nous a fourni à-peu-près les mêmes résultats que pour les eaux de Bagnères-Adour; cependant différence dans le degré de chaleur, dans les précipités qui, quoique les mêmes, sont ici plus abondans , excepté par le nitrate d'argent, qui a donné moins de précipité comme plus lent à se former; au surplus, même gaz acide carbonique, mais en moindre quantité.

D'après l'action des réactifs, cette eau thermale offre pour principes constituans,

1.ᵉ De l'acide carbonique.

2.ᵉ De l'acide sulfurique.

3.º De l'acide muriatique.

4.º De la magnésie,

5.º De la chaux.

Analyse par l'évaporation.

Un myriagramme d'eau thermale de Capvern a donné un résidu d'un gris blanc, qui,
bien sec, pesait 4 gros 16 grains.

Analyse du résidu.

Soumis à l'action de l'alcool, ce résidu a
perdu 5 grains.

Par l'eau distillée, froide, 1 gros 28 grains.
par la méme, bouillante, 2 gros 28 grains.
Résidu insoluble, 27 grains.

Résultats des solutions.

Gros. Grains.

La première a fourni du muriate
de magnésie desséché, ... 0 4
La 2.de, du sulfate de magnésie. 1 26
La 3.eme, du sulfate de chaux. . 2 27
Le 4.eme, du carbonate de chaux. 0 24
Silice. 0 3
Perte. 0 4

Total. 4 16

Propriétés médicales.

Les eaux thermales de Capvern ne pouvant avoir que des propriétés relatives au degré de chaleur qu'elles ont naturellement , ou aux sels fixes qu'elles tiennent en dissolution , nous dirons que ces eaux prises intérieurement, nous ont paru plus laxatives que la source de la Reine, à Bagnères ; et qu'en bains, si on leur donne un degré de chaleur soutenue (*) suivant la maladie qu'on se proposera de traiter , on en obtiendra d'aussi grands succès qu'à Bagnères.

(*) Voyez l'article Bains , à la fin de cet Ouvrage.

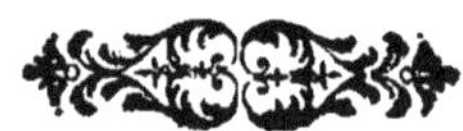

PROPRIÉTÉS GÉNÉRALES
DE TOUTES LES EAUX MINÉRALES
DES HAUTES ET BASSES PYRÉNÉES;

D'APRÈS les substances qui minéralisent les eaux sulfureuses, dont nous venons de présenter l'analyse, et de toutes celles qui ont pour base les mémes principes, nous allons rendre compte de leurs propriétés générales.

Il eut été, sans doute, plus intéressant pour le public de trouver, à l'appui de mes recherches, les savantes observations et tous les faits pratiques des Bordeu (*), Senac, Borrie, Campardon, Tyerry, Carrère, et de tous les médecins qui les ont successivement remplacés dans l'inspection générale ou particulière de ces eaux; mais, devant me borner, autant que possible, à un exposé succinct, je me renfermerai dans ce que j'ai promis.

« Toutes les eaux minérales, employées à « leurs sources (dit Bordeu) sont, sans con- « tredit, de tous les secours de la médecine,

(*) Voyez recherches sur les maladies chroniques.

« le mieux en état d'opérer , pour le physique
« et le moral, toutes les révolutions néces-
« saires et possibles dans les maladies même
« chroniques; tout y concourt. » En effet, le
voyage , un changement de site , de régime ,
d'habitudes, de situation ; un air plus vif, une
société plus diversifiée , l'espoir d'un mieux
être , sa propre liberté, rappellent bientôt à
la santé le valétudinaire; restaurent le misan-
thrope atrabilaire qui ne croyait plus au bonheur ; réchauffent le vieillard engourdi, pituiteux; éteignent et calment les ravages des
passions dangereuses , etc. C'est pourquoi les
eaux minérales ont été reconnues pour jouir
éminemment des propriétés fondantes, vulné-
raires, balsamiques, diurétiques, incisives, su-
dorifiques , stomachiques et fortifiantes ; de
donner de l'activité au pouls ; de causer même,
par fois, des insomnies, etc. ; d'être relâchantes
et purgatives (*), quoiqu'elles constipent quelquefois (**) Ainsi, Bordeu les employait vic-
torieusement dans les maladies stomachales

(*) Nous savons que les eaux sulfureuses ne sont purgatives qu'autant qu'elles se mêlent avec d'autres, comme
celles de Cambo avec la Nive, etc., etc.

(**) Plus les eaux sont chargées de gaz hydrogène sulfuré, plus elles resserrent.

simples ,

simples, dans les mouvemens désordonnés des intestins ; dans les maladies du foie et de la rate, sans gonflement et quand elles ne sont fondées que sur une légère lésion, sur un léger dérangement des organes de l'épigastre, de la respiration, mais sur-tout de celle de l'estomac ; il les employait dans les affections hémorroïdaires, dans la lienterie, pour provoquer la menstruation ou la rétablir, surtout quand elle avait pour cause l'atonie de l'estomac, ou pour en modérer le flux excessif, les ayant reconnues propres à guérir les hémorragies de la matrice, alors il les faisait couper avec le lait de vache ou de chèvre.

Aidées de la saignée, ces eaux servaient avantageusement contre la mélancolie hémorroïdaire, le vomissement de sang, les affections hystériques, hypocondriaques, les pâles couleurs ; dans le hoquet continu, les chaleurs et les resserremens de poitrine, la difficulté de respirer, et dans les asthmes légers. De même, si nous les employons comme moyens perturbateurs, en provoquant la fièvre, elles provoqueront les crises, augmenteront les excrétions. Ainsi, les Eaux Bonnes étaient regardées par Bordeu comme spécifiques dans les affections catarrhales, vulgai-

rement connues sous le nom de rhumes ,
leur manière d'agir étant d'exciter une petite
fièvre qui mûrit et amène l'expectoration (*) ;
dans l'aphonie ; dans les maladies du larynx
ou du pharynx , qu'on pourrait rapporter à
une lésion de la matrice ou de quelqu'autre
viscère ; dans l'odonthalgie , la puanteur de
la bouche , sur-tout si l'on rend ces eaux purgatives ; dans la migraine ou autres douleurs
de tête qui dépendent , par exemple , d'une
affection sympatique des nerfs gastriques de
l'estomac ; dans les maladies de l'urètre et de
la vessie , ainsi que dans les fièvres intermittentes , ces eaux pouvant servir de puissant
véhicule à tout remède propre à les combattre,
excepté avec le sulfate de fer qui les décompose.

En boisson , en injection , ces eaux guéri-
ront encore certaines duretés d'oreille, et généralement toutes les affections de l'organe de
l'ouïe , mais ces cures seront plus radicales
si ces eaux rétablissent le flux menstruel ou
hémorroïdal ; il en sera de même dans les

____

(*) Ayant remarqué que plus ces eaux sont gazeuses ,
plus elles augmentent l'activité du système sanguin, je
crois qu'il sera bon de n'en user , en ce cas, qu'avec la
plus grande précaution.

opthalmies symptomatiques par métastase ;
ou dans celles qui auraient une certaine analogie avec les lésions des viscères du bas-ven-
tre, de la matrice et des parties génitales af-
fectées de syphillis ; ces eaux pouvant l'em-
porter, en bien des cas, dans le traitement
des maladies vénériennes, sur les mercuriaux,
comme dans toutes les affections de ce genre,
que les remèdes généraux n'auraient pu détruire.

Enfin, elles deviendront du plus grand secours dans les maladies sympatiques et symptomatiques, comme dans les digestions pénibles, les douleurs vives de l'estomac et le
mauvais état des viscères qui sont autant de
causes de rhumatismes, ou qui existent avec
elles.

Des Maladies idiopathiques.

Dans les violens rhumatismes, qui se terminent par des tumeurs, ou qui font suite
aux suppressions menstruelles, dans les varices aux cuisses ou aux jambes, dans l'orgasme des veines ou flux variqueux, comme
dans les hémorroïdes, celles qui dépendent
d'un serrement du foie ou de la veine porte ;

dans le gonflement variqueux des vaisseaux spermatiques ; dans les flux œdémateux ; dans les crachemens de sang, les saignemens de nez périodiques ; dans le flux muqueux, aqueux et pituiteux ; dans les sueurs fréquentes, les flueurs blanches occasionnées par la suppression des règles ; dans la strangurie et la dyssurie ; dans les douleurs des lombes, des épaules, qu'elles appaisent sur-le-champ, les bains et les douches dissiperont presque toujours ces maux sans retour. Il en sera de même dans l'amaigrissement des parties, le marasme, soit par l'effet des spiritueux, astringens ou répercussifs ; dans le traitement des luxations, etc., soit par la piqûre des tendons, ou par une cause interne, après la destruction de la maladie première.

De même, elles seront propres pour la guérison des ulcères invétérés ou récens, quand ils ne seront point entretenus par une cause indestructible ; alors on se servira de ces eaux en lotion, en douches, en bains et en boisson, afin d'expulser des esquilles d'os ou des corps étrangers. Dans quelques fistules lacrimales ; dans les fistules à l'anus ; dans les caries et dans certaines callosités, ces eaux procureront les mêmes avantages ; enfin , elles seront d'un heureux succès dans les engorgemens lymphatiques , des glandes du col , des parotides , des aisselles et des mamelles.

Des Maladies idiopathiques, dépendantes des causes précédentes.

Toujours (*) ces eaux calmeront puissamment les hémorragies de la matrice et ses ulcères, les douleurs et mouvemens convulsifs de cet organe, les affections des reins , la dyssenterie accompagnée d'ulcères dans les intestins ; elles pourront résoudre les gonflemens glandulaires du mésentère, les affections scrophuleuses , ainsi que le gonflement de la rate et du foie ; elles diminueront la pléthore des vaisseaux , tendront à cicatriser les ulcères des poumons, provenans sur-tout d'accidens, tels qu'un coup d'épée ; elles conviendront dans la phthsie par la vomique, les catarrhes violens, l'asthme humide ; dans la consomption suite de la débauche ; dans les convulsions et la paralysie des divers membres, qui dépendraient d'une affection idiopathique , symptomatique ou stomacale.

(*) Recherches sur les maladies chroniques, par *Bordeu.*

Des Maladies incurables ou douteuses.

Ces eaux , comme l'ont expérimenté Bordeu , Carrère , etc. , ne peuvent détruire le rhumatisme suivi de paralysie , les paralysies symptomatiques du cerveau, complettes et parfaites , l'épilepsie; car elles engorgent considérablement le cerveau , à moins que l'épilepsie ne soit sympatique et ne dépende, par exemple, des premières voies; mais dans le vertige et dans la folie , elles seront contraires ; il en sera de même pour les plaies de la téte , qui laissent après leur guérison de la stupeur, une pesanteur incommode, etc.; il faut, dans ces cas, des dérivatifs et des anti-spasmodiques. Sénac a aussi prouvé que ces eaux ne pouvaient convenir dans les affections de la poitrine, provenant d'un vice inhérent dans le cœur, ainsi que dans les maladies idiopathiques du cœur et du cerveau. D'après ces données, on évitera donc d'en prescrire l'usage aux personnes qui auraient des ulcères aux poumons, à moins que ce ne soit dans les cas déjà cités, s'étant présenté à la pratique de ces grands médecins, très-peu de circonstances où ces eaux n'ayent produit les plus funestes effets ; il en sera de même dans la tuméfaction du foie , où ce viscère fortement engorgé procureraitt un crachement de sang , qui conduirait insensiblement à la mort.

En général, dans toutes les inflammations primitives ou affections idiopathiques du poumon , même dans l'asthme à la suite d'un engorgement à la poitrine, et toutes les fois qu'il survient quelques plaies aux doigts des mains et des pieds , du côté où le poumon paraît affecté, Bordeu observe que l'usage des eaux qui guérissent en apparence, ferment les plaies , et le malade meurt. Il n'en sera pas ainsi de l'application des vésicatoires ou des cautères, qui soulageront toujours et prolongeront la vie. Enfin , Bordeu ajoute qu'il n'a vu que rarement des tumeurs ou des glandes que les eaux ayent parfaitement fondues ; il a seulement remarqué qu'elles en ont diminué un grand nombre et fait suppurer beaucoup d'autres. De tels faits ne sont-ils pas concluans !

Quant aux humeurs squirreuses, terreuses , ou autres, ce médecin n'ose, dans son excellent ouvrage , les déclarer indestructibles , puisqu'il ajoute qu'il ne faut même pas toujours espérer de guérir avec ces eaux les vieux ulcères, les caries profondes et le marasme extérieur. Pour exemple, il cite « un homme « dont le bras droit était flétri par le marasme, « ses tendons calleux et les doigts crochus, « les douches et les bains de Barèges qui fu- « rent employés pendant deux mois, ne pro- « duisirent aucun effet. »

Enfin, Bordeu a vu nombre d'autres marasmes des pieds et des mains, pour lesquels les eaux ont été également infructueuses ; mais il n'en sera pas ainsi lorsque la partie affectée conservera encore un peu de sensibilité ; car nous devons affirmer que, si l'on ajoute à ces moyens l'emploi des linimens volatils, faits avec la graisse des animaux sauvages, que l'on combinera avec l'ammoniaque ou l'esprit aromatique huileux de Sylvius, ou même avec l'esprit volatil de corne de cerf, ou de Dippel, ou même, encore avec le phosphore, et les baumes ; que si, avant d'employer l'un ou l'autre de ces moyens héroïques, on a soin de frictionner préalablemeut la partie affectée avec une vergette appropriée, ou avec la fourrure électrique de quelques animaux ; si même, après ces frictions, on enveloppe la partie frictionnée d'une

peau de lièvre, par exemple, appliquée immédiatement sur la peau, nul doute alors que
s'il existe des moyens curatifs, ceux-là, con-
jointement à ceux déjà indiqués, ne peuvent
manquer de réussir.

Qualités douteuses de ces eaux.

Bordeu dit, et l'expérience le confirme tous
les jours, que les eaux sulfureuses, en général, prises en boisson ou en bains, rendent
ordinairement les attaques des douleurs arti-
culaires plus vives, car elles réveillent souvent
celles de la goutte, sur-tout les sources les
plus gazeuses, et peut-être les plus thermales,
comme elle l'a font naître par fois; mais qu'il
n'en est pas ainsi des rhumatismes dont elles
triomphent assez généralement; à cet égard,
il cite plusieurs exemples qui paraissent confirmer qu'il ne considère pas la matière arth-
ritique, la même que celle du rhumatisme.
Sans donc atténuer ou étendre l'opinion de
Bordeu, je dirai, par ma propre expérience,
que j'ai vu les eaux sulfureuses presque toujours réussir dans les rhumatismes chroniques,
parce qu'elles excitent les crises, et non dans
ceux purement aigus, assez rares, au surplus,

dans le séjour des eaux. Quant à la goutte, j'ai observé qu'elle se renouvelait par l'usage des bains sulfureux, malgré que le malade en fît usage pour une affection toute opposée. Pour les dartres, de quelque nature qu'elles puissent être, nous avons des données pour certifier qu'il est douteux que les eaux sulfureuses les guérissent complettement sans d'autres secours, et sans laisser quelques craintes pour les suites, cette maladie, quoique bien traitée de nos jours, étant une des plus opiniâtres à guérir ; de même, elles ne peuvent convenir dans aucun tems du cancer, ni dans le traitement du scorbut.

Des Bains.

« Pour apprécier les propriétés des bains
« chauds, selon Bordeu, il faudrait d'abord
« connaître parfaitement la nature, la cause
« et les effets de la chaleur.

J'ajouterai à ces recherches, encore douteuses, l'action des gaz dont les bains minéraux sont imprégnés, et qui sont, à mon avis, des causes non moins agissantes que la chaleur ; car, sans ces gaz, ces bains n'agiraient que comme les bains domestiques qui, dans

certains cas, au surplus, ne diffèrent des
autres en propriétés, que parce qu'ils sont,
en général, mal administrés. Afin donc, que
l'on puisse compter avec plus de certitude,
sur l'efficacité des bains en général, simples
ou composés, appliquer même aux bains
minéraux, ce degré d'utilité qui leur est propre, trois conditions m'ont toujours paru
indispensables : la première sera dans le degré
de chaleur convenable à telle ou telle maladie (*) ; la seconde, dans la durée de cette
chaleur (**) ; la troisième se rencontrera, enfin, dans la nature des gaz qui les minéralisent ; car, sans ces conditions, plus d'effets
raisonnés, certains, plus de justes mesures.
En effet, quel est le malade qui, passant
d'une température de 25 degrés, par exemple,
terme des bains ordinaires, à une de 20, puis
de 15, et successivement, peut-être, à un
degré beaucoup plus tempéré, toujours en

(*) Ce à quoi on a rarement égard.

(**) Voilà les grands avantages dont le public jouit dans
les établissemens thermaux. Que ne peut-on les trouver
dans l'emploi des bains domestiques ; alors, sans doute,
ils pourraient rivaliser, dans bien des circonstances, avec
les premiers.

(140)

raison de celui de l'atmosphère avec lequel il sera en contact, quel est, dis-je, le malade qui pourra se promettre un mieux être, recueillir de son bain quelqu'effet salutaire ? A quel usage, je le demande, ces bains pourront-ils convenir ? A quelle maladie pourra-t-on les employer (*) ? Suivrons-nous donc toujours la routine vulgaire, et ne verrons-nous jamais

---

(*) Pour parvenir à ce but d'amélioration, si desiré, et fixer désormais les véritables propriétés des bains ordinaires, en recueillir des faits nouveaux pour la pratique, je crois qu'il serait à propos que les grands établissemens de ce genre fussent inspectés par des médecins, à l'instar des bains factices de Tivoli, dont on vante, au surplus, beaucoup trop les effets, n'ayant point encore d'analyses assez exactes, ni de connaissances assez profondes sur ce qu'opère la nature. Cependant, dans ces établissemens ouverts à grands frais au public, on trouve, convenons-en, sur des recettes hasardées, des bains de Barèges, de Cauterès, de Bonnes, etc., etc., et quels bains ! On ne craint même pas d'avancer qu'étant maître de l'art, on doit l'être aussi des propriétés qu'on leur attribue. C'est pourquoi l'illusion va jusqu'à la noble ambition de vouloir tout imiter ; que dis-je, de surpasser même la nature ! Sans donc nier ouvertement les propriétés des bains factices, tels qu'ils sont, et que l'on donne aujourd'hui trop généralement l'un pour l'autre, j'invite MM. les médecins à s'occuper de cette nouvelle partie de l'art-pratique, si digne de leur attention et du vrai savoir.

nos établissemens, en ce genre, s'élever plutôt pour le bien de l'humanité, que pour enrichir leur fondateur ?

Ainsi, les bains seront utiles toutes les fois qu'on en déterminera mieux l'emploi; toutes les fois que le degré de chaleur, que l'on conservera au bain, sera en rapport avec l'affection ou la maladie qu'on se proposera de traiter; car, sans cette rigueur, nous le répétons, plus de propriétés légales et assurées, si ce n'est celles que le hasard aura produites, bonnes ou mauvaises, ou qu'une routine que Bordeu lui-même ne désavoue pas, et que l'on décore souvent du grand Nom d'expérience, aura mise en pratique. Si ces faits, qui ne peuvent être révoqués en doute, sont bien sentis, espérons que, désormais, nous ne verrons plus les bains, en général, produire chez les uns, de l'irritation à l'estomac ou dans les intestins; chez les autres, de la défaillance; à ceux-là de l'appétit; procurer à ceux-ci des crachemens de sang; exciter les règles à contre-tems, des hémorragies de la matrice, et même l'hydropisie; donner la fièvre, en déterminant le flux des mouvemens à se porter à la circonférence du corps, en activant le système vasculaire sanguin; d'être tantôt

échauffans, tantôt raffraîchissans, etc., etc. ;
de procurer enfin des maladies et souvent la
mort.

Mais, si nous parvenons, au contraire,
moins sur la foi d'autrui, que par notre propre expérience, à nous fixer désormais sur
les conséquences que nous avons présentées,
à recueillir les faits précieux qu'une théorie
nouvelle, aidée de l'observation, nous aura dé-
montrés, nous ne pouvons douter que les
bains, de telle nature qu'ils soient, ne devien-
nent, pour le praticien exercé, le remède par
excellence ; pour la médecine, un des plus
grands secours, et pour l'humanité, un abri
salutaire à ses maux.

F I N.

TABLE DES MATIERES.

FIN DE LA TABLE.